Asthma bronchiale

Fortschritte der Psychotherapie
Manuale für die Praxis

herausgegeben von
**Prof. Dr. Dietmar Schulte, Prof. Dr. Klaus Grawe
Prof. Dr. Kurt Hahlweg, Prof. Dr. Dieter Vaitl**

Band 5

Asthma bronchiale

von

Franz Petermann

Hogrefe · Verlag für Psychologie
Göttingen · Bern · Toronto · Seattle

Asthma bronchiale

von

Franz Petermann

Hogrefe · Verlag für Psychologie
Göttingen · Bern · Toronto · Seattle

Prof. Dr. Franz Petermann, geb. 1953. 1972-1975 Studium der Psychologie in Heidelberg. Danach Wissenschaftlicher Assistent an den Universitäten Heidelberg und Bonn. 1977 Promotion. 1980 Habilitation. 1983-1991 Leitung des Psychosozialen Dienstes der Kinderklinik der Universität Bonn, gleichzeitig Professor am Psychologischen Institut. Seit 1991 Lehrstuhl für Klinische Psychologie an der Universität Bremen und seit 1996 Direktor des Zentrums für Rehabilitationsforschung.

Die Deutsche Bibliothek - CIP-Einheitsaufnahme

Petermann, Franz:
Asthma bronchiale / von Franz Petermann. - Göttingen ; Bern ;
Toronto ; Seattle : Hogrefe, Verl. für Psychologie, 1999
(Fortschritte der Psychotherapie ; Bd. 5)
    ISBN 3-8017-1121-8

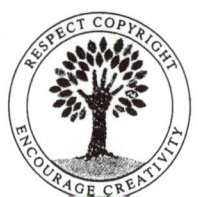

Satz: Beate Hautsch, Göttingen
Druck: Dieterichsche Universitätsbuchdruckerei
W. Fr. Kaestner GmbH & Co. KG, D-37124 Rosdorf/ Göttingen
Printed in Germany
Auf säurefreiem Papier gedruckt

ISBN 3-8017-1121-8

2000 : H - 2821

Inhaltsverzeichnis

1 Beschreibung der Symptomatik

1.1 Einleitung

Der Begriff „Asthma" (griechisch „schweres Atmen") bezeichnet ursprünglich den Zustand des beeinträchtigten Atmens und der Luftnot. Das Phänomen der krankhaften Atemnot ist bereits seit prähistorischen Zeiten bekannt. Schon in chinesischen Schriften aus der Zeit um 2700 v. Ch. ist diese Krankheit beschrieben worden. Allerdings wurde der bereits in der Antike geläufige Begriff „Asthma" mit unterschiedlichen Bedeutungsfacetten verwendet. Zu Homers Zeiten bezeichnete Asthma das normale Schnaufen und Keuchen der Helden im Kampf um Troja. Im antiken Rom wurden unter „Asthma" Phänomene der massiven Atemnot verstanden. Erst während des 16. Jahrhunderts wurde Asthma von anderen, ebenfalls zu Atemnotzuständen führenden Krankheiten unterschieden.

Asthma kennzeichnet Atemnotzustände

In der Klinischen Psychologie – genauer der Psychoanalyse – beschäftigt man sich seit knapp 60 Jahren mit dem Asthma. Die Arbeiten von French und Alexander (1941) versuchten, die Entstehung des Asthmas anhand psychogener Faktoren zu erklären. Sie begründeten die psychosomatische Sichtweise des Asthmas. French und Alexander befragten 27 Asthmatiker, die als Psychiatrie-Patienten auffällig geworden waren, über ihre persönliche und asthmabezogene Entwicklungsgeschichte. Bei diesen retrospektiven Fallstudien konnte allerdings weder eindeutig geklärt werden,

Psychoanalyse begründet die psychosomatische Sichtweise

– ob bei den Patienten in jungen Jahren eine Asthma-Diagnose vorlag noch,

– ob eine gestörte Mutter-Kind-Beziehung bestanden hatte, die nach der Sichtweise von French und Alexander im wesentlichen für die Entstehung und den Verlauf des Asthmas verantwortlich zu machen ist.

Vermutlich wurden in den Fallstudien von French und Alexander (1941) Krankheits*ursachen* mit den möglichen psychosozialen *Folgen* des Asthmas verwechselt. Es handelt sich hierbei um einen Fehlschluß, der häufig bei retrospektiven Studien auftritt. Bei den Patienten, die French und Alexander auswählten, handelte es sich zudem um eine hochselektive Stichprobe, auf deren Grundlage solche weitreichenden Aussagen generell unzulässig sind.

Krankheitsursachen und psychosoziale Folgen werden verwechselt

Exkurs 1: Die psychoanalytische Sichtweise

Der psychoanalytische Ansatz bezieht sich auf eine „psychogenetische Asthmatheorie", die folgende Kernaussagen beinhaltet:

– Der Asthmatiker weist eine spezifische *Persönlichkeitsstruktur* auf, die sich darin äußert, daß besonders starke Gefühle – wie der Wunsch nach Nähe – unterdrückt werden. Es liegt ein sogenannter Ambivalenzkonflikt vor, der sich als Suchen und Vermeiden von Nähe beziehungsweise Ängsten vor zu großer Nähe und zu großer Distanz in zwischenmenschlichen Beziehungen umschreiben läßt.

– Im Kindesalter zeichnen sich Asthmatiker vor allem durch ihre *ängstlichen* und *übertrieben abhängigen Reaktionen* sowie einen Mangel an Selbstvertrauen aus.

– Zentral wird von einer *gestörten Mutter-Kind-Beziehung* ausgegangen, wobei ein besonders problematisches Abhängigkeitsverhältnis zur Mutter angenommen wird.

Asthma als „unterdrückter Schrei" nach der Mutter

– Der Asthmaanfall symbolisiert einen „unterdrückten Schrei" nach der Mutter. Nach Schüffel, Herrmann, Dahme und Richter (1996, S. 812) handelt es sich bei dieser Kurzformel um „die Formulierung der symbiotischen Verdichtung eines spezifischen ontogenetischen Interaktionsmusters, das für den Asthmapatienten wie dessen Arzt von großer Tragweite ist."

Aufgrund dieser Annahmen gehen French und Alexander (1941) davon aus, daß eine Asthmatherapie nur dann erfolgreich sein kann, wenn die verdrängten Emotionen und Konflikte durch eine Psychoanalyse bewußt gemacht und damit die Somatisierungstendenzen aufgehoben würden.

Es liegen prämorbid keine psychischen Auffälligkeiten vor

Die viele Jahrzehnte populäre psychoanalytische Sichtweise bestimmte vielfältige Forschungsaktivitäten, die jedoch keine spezifische Persönlichkeitsstruktur des Asthmatikers nachweisen konnten. In zahlreichen Studien wurde belegt, daß Asthmatiker *prämorbid keine überdurchschnittlichen psychischen Auffälligkeiten* aufweisen (vgl. Wöller, 1998). Natürlich treten im Prozeß der Krankheitsbewältigung vermehrt Ängste auf, die jedoch nicht spezifisch für diese chronische Krankheit, sondern auch bei anderen lebensbedrohlichen Erkrankungen zu beobachten sind.

Aufrechterhaltender Faktor: Familiäres Krankheitsmanagement

In Familien mit asthmakranken Kindern konnten zwar tatsächlich problematische Interaktionsformen gefunden werden, die aber eher als Folge denn als Ursache des Asthmas betrachtet werden müssen. So liegt in bestimmten Familien ein überbesorgtes und überkontrollierendes Ver-

2

halten – insbesondere von seiten der Mutter – vor. In der Folge des Asthmas entsteht vielfach eine gespannte Familiensituation, die durch Kontrollverlust gekennzeichnet ist (z. B. aufgrund nächtlicher Atemnot oder Erstickungsanfälle des Kindes). Das daraus resultierende fürsorglich-behütende Verhalten führt häufig zu ungünstigen, sich gegenseitig verstärkenden Interaktionsformen. Die gutgemeinte Fürsorge der Eltern verringert das eigenverantwortliche Krankheitsmanagement des asthmakranken Kindes und damit – vor allem im Jugendalter – die Compliance des Asthmatikers (vgl. Bauman, 1998). Die empirischen Befunde stützen daher nicht ein psychoanalytisches Ätiologiemodell des Asthmas, sondern ein lern- und sozialpsychologisch begründbares *Krankheitsfolgenmodell des Asthmas.*

Nachdem die von Psychoanalytikern ausgelöste Diskussion über die *psychogenen Krankheitsursachen* des Asthmas nicht zum Ziel führte, beschäftigten sich interdisziplinär orientierte Studien mit

Psychogene Faktoren als psychosoziale Folgen

– psychischen Auslösern (z. B. bestimmten Affekten oder Streß),

– aufrechterhaltenden Bedingungen (z. B. familiären Interaktionsstilen) und

– psychosozialen Folgen des Asthmas (z. B. komorbid auftretenden Ängsten, beruflichen Handicaps).

Heute können Biologie und Medizin zwar die Ursachen und pathogenen Mechanismen des Asthmas erklären, jedoch die psychosozialen Krankheitsfolgen für den Patienten nicht entscheidend beeinflussen. Die Klinische Psychologie sollte – und dies ist der Anspruch des vorliegenden Buches – das Krankheitsmanagement aus der Patientenperspektive optimieren. Unter Krankheitsmanagement wird dabei

– die Akzeptanz des Asthmas als chronische Krankheit,

– die Einsicht in die Notwendigkeit einer kontinuierlichen Behandlung und

– die langfristige Bereitschaft zur eigenverantwortlichen Mitarbeit (= langfristige Compliance)

verstanden. Asthma wird in diesem Kontext als chronisch-körperliche Krankheit definiert, die auch durch psychische Faktoren (Angst, Ärger, Streß) ausgelöst und durch psychosoziale Einflüsse aufrechterhalten werden kann.

Asthma, eine chronisch-körperliche Krankheit

Am Beispiel des Asthmas läßt sich eine wichtige Aufgabe für Klinische Psychologen und Psychotherapeuten in der Gesundheitsversorgung skizzieren: Nämlich die Entwicklung klinisch-psychologischer Bewältigungshilfen im Kontext des Krankheitsmanagements. Psychotherapeutische Hilfe bildet hierbei die Ausnahme und Patientenschulung die Regel. Zur Rea-

Patientenschulung zur Optimierung des Krankheitsmanagements

3

lisierung dieser Aufgabe liegen altersgruppenspezifisch ausgearbeitete Patientenschulungsprogramme vor, auf die dieses Buch ausführlich eingehen wird (vgl. auch Petermann, 1997b).

1.2 Asthma: Definition, Klassifikation und Erscheinungsformen

Asthma: eine entzündliche Krankheit der Atemwege

Unter Asthma oder Asthma bronchiale versteht man eine entzündliche Erkrankung der Atemwege, die durch eine bronchiale Hyperreaktivität (auch als Hyperreagibilität bezeichnet) und variablen Verlauf gekennzeichnet ist. Unter der bronchialen Hyperreaktivität versteht man die Überempfindlichkeit der Atemwege gegenüber spezifischen oder unspezifischen Reizen (= Auslöser) oder körperlicher Belastung. Die *Variabilität* bezieht sich auf die Veränderlichkeit des generellen Schweregrades, des Ausmaßes der Atemwegsobstruktion und der Intensität der einzelnen Asthmaanfälle. Der Verlauf der Erkrankung wird durch spezifische Reaktionen wie eine plötzlich auftretende Atemnot, das heißt Asthmaanfälle/Asthmaattacken charakterisiert, die man als asthmatische Reaktionen kennzeichnen kann. Diese Beschwerden treten überwiegend anfallsweise auf, während eine konstante Behinderung der Atmung nur selten vorliegt. Im folgenden Text werden die Begriffe „asthmatische Reaktionen", „Asthmaanfall", „Asthmaattacke" oder anfallsartig Atemnot nahezu gleichrangig benutzt. Davon abgrenzen muß man den allgemeinen Begriff „Atemnot" (Dyspnoe), der das Empfinden des Betroffenen kennzeichnet, zu wenig Luft zu bekommen. Dieses Gefühl tritt nicht nur beim Asthma, sondern auch bei anderen Atemwegserkrankungen wie der obstruktiven Bronchitis auf.

Asthma weist einen variablen Verlauf auf

Bei der asthmatischen Reaktion geht es weniger darum, daß der Patient tatsächlich „keine Luft bekommt" – wie er es subjektiv erlebt -, sondern daß die Ausatmung (Expiration) beeinträchtigt ist. Es wird also weniger Luft ausgeatmet als eingeatmet. Dieser Zustand kann zu einer *Überblähung* der Lunge (= Lungenemphysem) führen, das heißt der Gasaustausch ist reduziert. In solchen Fällen tritt eine irreversible Schädigung der Lunge ein.

Lungenemphysem = irreversible Schädigung der Lunge

Die Atemnot wird durch drei kumulative Prozesse ausgelöst:

– das *Atemwegssystem verengt sich* durch einen Spasmus der glatten Muskulatur der Bronchien und Bronchiolen,

– durch die *entzündliche Verdickung schwillt die Bronchialschleimhaut an* und

– durch die *vermehrte Schleimproduktion* in den Bronchialdrüsen werden die *Atemwegssysteme verstopft.*

Abbildung 1 illustriert nochmals die normale und asthmatische Reaktion der Bronchien.

4

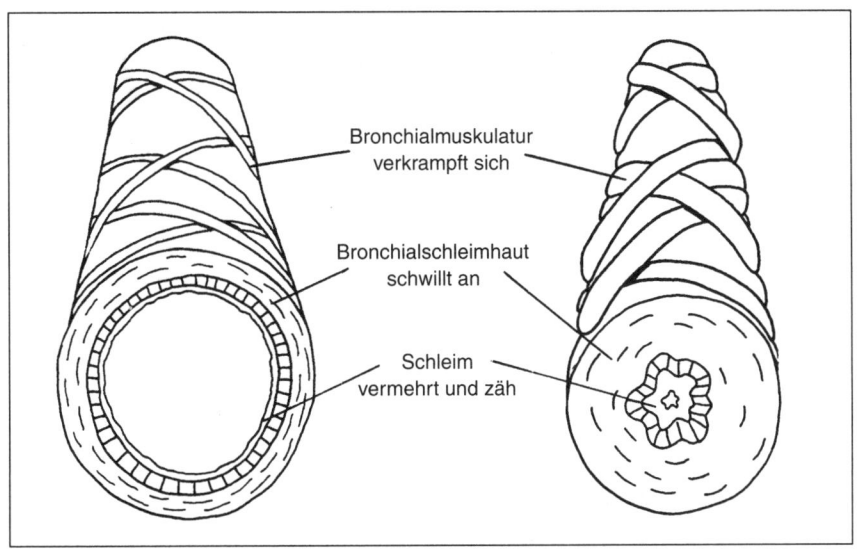

Abbildung 1:
Schematische Gegenüberstellung der normalen
und asthmatischen Reaktion der Bronchien.

In der Folge dieser pathophysiologischen Vorgänge verengen sich die Atemwege, und der Asthmatiker kann die eingeatmete Luft nur noch schwer ausatmen. Der Patient muß husten, hat Atemnot und Angst, zu ersticken. Die auftretenden Atemgeräusche wie Pfeifen, Giemen (= Keuchen) oder Brummen verstärken häufig die vorhandenen Ängste.

Das Problem
des Asthma-
tikers liegt in
der Aus-
atmung

Asthmaanfälle können in wenigen Minuten entstehen und einige Stunden andauern. In der Regel löst sich die Verkrampfung der Bronchialmuskulatur spontan nach einiger Zeit und der Asthmatiker ist dann über längere Zeiträume beschwerdefrei. Endet der Asthmaanfall nicht nach einiger Zeit, spricht man von einem „Status Asthmaticus". In diesem Falle verschlechtert sich die Symptomatik über Stunden ständig. Beim Status Asthmaticus handelt es sich um einen lebensbedrohlichen Zustand, da eine langfristig bestehende Verengung der Atemwege die Herzfunktionen ernsthaft stören kann.

Status
Asthmaticus
als lebens-
bedrohlicher
Zustand

Beim Asthma ist von einer familiären (genetischen) Disposition auszugehen, wobei man einen multifaktoriellen Erbgang vermutet (vgl. Berdel, Reinhardt, Hofmann, Leupold & Lindemann, 1998).

- *Klassifikation des Asthmas.* Asthma läßt sich gemäß der ICD-10 wie folgt klassifizieren: Der psychosoziale beziehungsweise der psychosomatische Aspekt wird unter F54 („psychologische Faktoren oder Verhaltensfaktoren bei andernorts klassifizierten Erkrankungen") und die somatische

ICD-Klassifi-
kation:
psychisch
nach F54,
somatisch
als J45.9

5

Symptomatik unter J45.9 eingeordnet. Unstrittig bei dieser Einordnung ist die Tatsache, daß Asthmaanfälle durch psychische Faktoren ausgelöst werden können. Auf das mit dieser Sichtweise verbundene multikausale Modell des Asthmas wird noch ausführlich eingegangen (vgl. Abschnitt 1.4 und Abb. 2).

● *Klassifikation des Asthmaschweregrades.* In regelmäßigen Konsenskonferenzen werden Kriterien festgelegt, nach denen der Schweregrad des Asthmas definiert werden kann. Zur Zeit einigte man sich auf eine Klassifikation in vier Stufen (vgl. Tab. 1 und 2), die auf der Ausprägung und Häufigkeit wichtiger Symptome sowie Lungenfunktionsparametern basiert (vgl. Peak-Flow-Werte[1] bezogen auf den Grenz- bzw. Bestwert, FEV_1; zur Begriffsklärung siehe Abschnitt 2.2). An dieser Klassifikation der Schweregrade orientiert sich die medikamentöse Therapie. Die Klassifikation unterscheidet sich bei Kindern (bis 14 Jahre) und Jugendlichen/Erwachsenen, vor allem im Hinblick auf die pro Stufe geforderte Symptomhäufigkeit (vgl. Tab. 1 und 2).

Lungen-
funktions-
parameter
als wichtige
Kriterien

Tabelle 1:
Klassifikation des Asthmaschweregrades für Kinder
(bis 14 Jahre; nach Berdel et al., 1998).

Die Schweregradklassifikation weist vier Stufen auf

Stufe 1: Intermittierendes Asthma
Symptome. Husten und Episoden von leichter Atemnot weniger als einmal pro Monat. Geringe Symptome, die das tägliche Leben oder den Schlaf nicht stören. Der Peak-Flow-Wert liegt über dem Grenzwert von 80 % bezogen auf den persönlichen Bestwert.
Stufe 2: Persistierendes mildes Asthma
Symptome. Asthmasymptome mehr als einmal pro Monat und nicht mehr als einmal pro Woche, maximal zweimal pro Monat nachts. Teilweise chronische Symptome (z. B. Husten), die Wachstum und Entwicklung nicht beeinflussen, teilweise unspezifische Symptome zwischen den Episoden, kaum Beeinflussung der Lebensqualität. Der Peak-Flow-Wert liegt über dem Grenzwert von 80 % bezogen auf den persönlichen Bestwert; es tritt keine Überblähung der Lungenbläschen (Alveolen) auf.
Stufe 3: Persistierendes mittelschweres Asthma
Symptome. Man unterscheidet einen mehr anfallsartigen von einem chronischen Verlauf. A) Anfallsartig: Es treten deutliche Symptome mehr als einmal pro Woche tagsüber und mehr als zweimal pro Monat nachts auf. B) Chronisch: Die Symptome treten an vielen Tagen und häufig nachts auf; der Alltag ist beeinträchtigt. Der Peak-Flow-Wert liegt zwischen 60 % bis 80 % des persönlichen Bestwertes; gelegentlich sind Überblähungen der Lungenbläschen (Alveolen) zu beobachten.
Stufe 4: Persistierendes schweres Asthma
Symptome. Starke Symptome an den meisten Tagen und Nächten; deutliche Beeinträchtigungen des Alltags. Der Peak-Flow-Wert liegt unter 60 % des persönlichen Bestwertes; oft beziehungsweise ständig sind Überblähungen der Lungenbläschen (Alveolen) zu beobachten.

---

[1] Der Peak-Flow gibt den maximalen Atemstrom bei der Ausatmung an (vgl. Exkurs 3).

6

Tabelle 2:

Klassifikation des Asthmaschweregrades für Jugendliche (ab 14 Jahre) und Erwachsene (nach Wettengel et al., 1998).

Asthmaschweregrad	Symptome		Peak-Flow-Wert
	Tag	Nacht	(in % des Bestwertes)
Stufe 1 Intermittierendes Asthma	weniger als 2 x pro Woche	weniger als 2 x pro Monat	mindestens 80 %
Stufe 2: Persistierendes mildes Asthma	weniger als 1 x täglich	weniger als 2 x pro Monat	mindestens 80 %
Stufe 3: Persistierendes mittelschweres Asthma	täglich	weniger als 1x pro Woche	zwischen 60 % bis 80 %
Stufe 4: Persistierendes schweres Asthma	ständig	häufig	weniger als 60 %

● *Erscheinungsformen des Asthmas.* Man kann zwischen *allergischem* und *nicht-allergischem* Asthma unterscheiden. Die meisten Asthmatiker leiden unter einer allergisch bedingten Form, die sich bereits im ersten Lebensjahrzehnt manifestiert. Das allergische Asthma (auch als *extrinsic asthma* bezeichnet) ist durch Atemnot gekennzeichnet, die beim Kontakt mit allergieauslösenden Stoffen auftritt. Die durch die Allergene ausgelöste pathophysiologische Reaktion wurde bereits einleitend beschrieben: Die Bronchialschleimhaut schwillt an; es wird ein zäher Schleim produziert, der nur schwer abgehustet werden kann. Es tritt Atemnot ein, da sich durch die Schleimproduktion die Atemwegssysteme verstopfen.

(Randnotiz: Allergisches Asthma tritt besonders häufig auf)

Neben natürlichen Allergenen können auch chemische Stoffe ein exogen vermitteltes Asthma auslösen; dieses meistens durch industrielle Noxen ausgelöste Asthma bezeichnet man als *chemisch-irritatives Asthma* (vgl. Rothe, 1998). Ein nicht-allergisches Asthma wird vor allem durch Infektionen der oberen und unteren Atemwege ausgelöst. Diese Form bezeichnet man häufig als infektbedingtes oder *intrinsic asthma*.

(Randnotiz: Nicht-allergisches Asthma basiert auf Infektionen)

Als Allergene wirken vor allem die in Tabelle 3 zusammengestellten Stoffe und Nahrungsmittel; selten können auch Medikamente, wie Aspirin, asthmatische Reaktionen auslösen.

Tabelle 3:
Wichtige Stoffe und Nahrungsmittel, die ein allergisches Asthma auslösen.

Pollen	von Bäumen, Kräutern und Gräsern (z. B. Haselnuß, Erle, Eibe, Pappel)
Tierhaare und Federn	Haustiere (z. B. Katze, Kaninchen, Hund, Hamster), Nutztiere (z. B. Schaf, Pferd), Tiere aus dem Zoo oder Zirkus
Hausstaub	Exkremente der von Hausstaub lebenden Hausstaubmilbe
Sporen	Schimmelpilze und Hefen, z. B. in feuchten Kellern und Räumen, im Wald, auf Blumenerde, auf Käse
Insektengifte	vor allem Wespen- und Bienengift
Nahrungsmittel	Fisch, Eier, Milch, Obst, Nüsse, Gemüse, Konservierungs- und Farbstoffe in Nahrungsmitteln
Medikamente	Schmerzmittel (Aspirin), Penicillin

Pollen, Tierhaare, Hausstaub und Schimmelpilze gelten als wichtigste Allergene

Besonders dramatische Folgen des Asthmas entstehen, wenn Allergene oder auch andere chemisch-irritativen Stoffe, mit denen Asthmatiker im Beruf oder in ihrer Freizeit Kontakt haben, asthmatische Reaktionen auslösen oder verschlimmern. In Abschnitt 4.4 dieses Buches wird auf dieses berufsbezogene beziehungsweise berufsbedingte Asthma eingegangen; dort wird auch eine Liste potentieller Auslöser vorgestellt (vgl. Tab. 6).

Ein allergisches Asthma kann nach einiger Zeit auch durch nicht-allergische Komponenten ausgelöst werden; man spricht dann von einem *Mixed-Asthma*. Die allergischen Komponenten können dabei ganz in den Hintergrund treten, so daß die Asthmaanfälle ausschließlich durch Infekte oder andere unspezifische Stoffe (z. B. Kälte, Staub) ausgelöst werden.

Anstrengungsasthma tritt bei körperlicher Anstrengung und der damit verbundenen stärkeren Atmung auf

Bei vielen Asthmatikern ist ein sogenanntes *Anstrengungsasthma* (= exercise-induced asthma) zu beobachten. Diese Form tritt besonders massiv bei kalter Luft und körperlicher Anstrengung auf. Dabei entsteht durch die Mundatmung eine Abkühlung und Austrocknung der empfindlichen Schleimhaut, wodurch eine asthmatische Reaktion ausgelöst wird. Solche Patienten meiden in der Regel körperliche Belastung und verstärken durch diese Inaktivität ihre Problematik (vgl. Abschnitt 4.3 zum Thema „Sporttherapie").

1.3 Epidemiologie

Asthma ist die häufigste Kinderkrankheit mit ansteigender Prävalenz

Beim Asthma handelt es sich um eine sehr verbreitete chronische Krankheit, die fünf bis zehn Prozent aller Kinder und Jugendlichen und knapp fünf Prozent aller Erwachsenen betrifft. Trotz beachtlicher Erfolge der medikamentösen Therapie häufen sich Berichte über eine ansteigende Prävalenz und Mortalität. Internationale Studien belegen, daß sich die Prävalenz des Asthmas in den letzten 20 Jahren verdoppelt hat (vgl. Dierkes-Globisch, Merget & Baur, 1998); die meisten epidemiologischen Studien beziehen sich auf das Asthma im Kindesalter (vgl. zusammenfassend v. Mutius, 1997).

Allerdings zeigen epidemiologische Studien auch, daß beim Asthma im Kindes- und Erwachsenenalter hohe Remissionsraten festzustellen sind. Dierkes-Globisch et al. (1998, S. 51) berichten von Studien, in denen Frauen über 45 Jahren und Männer zwischen 16 und 45 Jahren hohe Remissionsraten zwischen 28 % bis 29 % aufwiesen. Liegt die Erstmanifestation in sehr jungen Jahren, steigt die Remissionsrate sogar auf nahezu 50 % an.

Hohe Remissionsraten

- *Geschlecht.* In einer aktuellen Übersicht zeigt sich folgendes Bild (vgl. v. Mutius, 1997, S. 954): Im Kindesalter weisen Jungen ein höheres Risiko auf, an Asthma zu erkranken als Mädchen; im Erwachsenenalter verändern sich die Verhältnisse jedoch zugunsten der Männer. Warum sich Asthmaprävalenz und Asthmaschweregrad zum Zeitpunkt der Pubertät umkehren, ist noch unklar. Es ist möglich, daß sich das Asthma bei männlichen Jugendlichen in der Pubertät zurückbildet. So könnten Veränderungen des Hormonstatus die Größe der Atemwege, Entzündungsreaktionen, die Funktionen der Muskulatur und der Gefäße beeinflussen.

- *„Western Lifestyle" und Luftverschmutzung.* Zur Prävalenz beziehungsweise zu den steigenden Prävalenzraten des Asthmas lassen sich folgende Aussagen treffen: In den Industrieländern (vor allem den USA, Großbritannien, Australien, Neuseeland) liegen sehr hohe Prävalenzzahlen vor. So liegt nach Bauman (1998) die Prävalenzrate für australische Jugendliche mit Asthma zwischen 12 und 20 %. Generell scheint der „Western Lifestyle" zu einem Anstieg der Prävalenz geführt zu haben. Mögliche Gründe für diesen Umstand formulierte Rothe (1998, S. 22) wie folgt: „Die verbesserte Wärmeisolation von Wohnräumen mit konsekutiver Zunahme der Luftfeuchtigkeit, Teppichböden sowie vermehrte Pflanzen- und Tierhaltung in der Wohnung bewirken eine Zunahme der Konzentration potentieller Allergene wie Hausstaubmilben- und Katzenallergenen."

Innenraumbelastung wirkt stärker verursachend als die Luftverschmutzung

Die vielfach diskutierte Umweltverschmutzung scheint nicht die Häufigkeit des Asthmas, sondern eher die Prävalenz von Bronchitis und Beschwerden der oberen Atemwege zu erhöhen. Von Mutius (1997, S. 956) stellte Ost-West-Vergleiche an, um abzuklären, welchen Beitrag die Luftschadstoffbelastung an der Entstehung von Asthma und Allergien besitzen. In Ostdeutschland (unmittelbar nach der Wende) und Polen, also in Gebieten mit hohen Konzentrationen von Schwefeldioxid und Schwebstaub, war die Prävalenz des Asthmas signifikant niedriger als in weniger schadstoffbelasteten Regionen Westdeutschlands beziehungsweise Schwedens.

Bei Luftverschmutzung tritt vermehrt Bronchitis auf

Exkurs 2: Passivrauchen erhöht das Asthma-Risiko für Kinder

Passivrauchen erhöht um den Faktor 2,1 das Asthma-Risiko für Kinder

Neuere, vorwiegend nord-amerikanische Studien belegen, daß das Bronchialsystem von Kindern besonders auf eine passive Tabakrauchexposition reagiert. Jinot und Bayard (1994) veröffentlichten im Rahmen des Berichtes der nord-amerikanischen Environmental Protection Agency (EPA) folgende Daten: Bei 400 000 bis 1 000 000 asthmakranken Kindern verschlechtert sich durch eine passive Tabakrauchexposition, also das elterliche Rauchverhalten, ihr Krankheitszustand. Die Tabakexposition wird für 8 000 bis 26 000 Neuerkrankungen pro Jahr verantwortlich gemacht. Kinder, die im Alter zwischen null und fünf Jahren von rauchenden Müttern betreut werden, weisen ein 2,1fach erhöhtes Asthma-Risiko gegenüber Kindern von nicht-rauchenden Müttern auf (vgl. auch Petermann & Schäfer, 1997, S. 158).

Da der Einfluß des Passivrauchens auf die Empfindlichkeit der Atemwege mit zunehmendem Alter des Kindes vermutlich abnimmt, beschäftigen sich die meisten Arbeiten mit den Auswirkungen auf Säuglinge und Kleinkinder. Bei dieser Altersgruppe erfolgt eine Belastung über die Muttermilch und die direkte Inhalation des Zigarettenrauches. Daraus resultiert:

- eine erhöhte bronchiale Hyperreaktivität,
- pfeifende Atemgeräusche,
- vermehrte Infektionen der oberen und unteren Atemwege,
- ein verzögertes Lungenwachstum (mit eingeschränkter Lungenfunktion),
- Symptome einer obstruktiven Bronchitis und
- die Neigung, Asthma herauszubilden.

Belegt ist auch, daß Kinder von Raucherinnen ein niedrigeres Geburtsgewicht besitzen als Kinder von Nicht-Raucherinnen, wobei wiederum durch ein Geburtsgewicht unter 2500 g eine Atemwegskrankheit im Kleinkindalter entscheidend begünstigt wird.

Die Wahrscheinlichkeit, daß ein Kleinkind bis zum 18. Lebensmonat eine Atemwegskrankheit entwickelt, steigt generell mit der Zunahme der häuslichen Rauchbelastung an; liegt *zudem* ein Geburtsgewicht von unter 2500 g vor, erhöht sich das Risiko nochmals (vgl. zusammenfassend Petermann & Schäfer, 1997, S. 161 f.).

● *Prognose und Mortalität.* Die Symptome und der Schweregrad des Asthmas können sich im Verlauf verändern, wobei über die Remissionsrate bereits berichtet wurde. Insgesamt handelt es sich beim Asthma um eine variabel verlaufende, das heißt anfallsweise auftretende, Verengung der

Atemwege, die dem atopischen Formenkreis zuzurechnen ist. Die Zuordnung zu den atopischen Krankheiten macht auch verständlich, weshalb aus einer Neurodermitis, die sich im frühen Kindesalter manifestiert hat, häufig im weiteren Verlauf ein Asthma entstehen und ein Heuschnupfen in ein allergisches Asthma übergehen kann.

In der Bundesrepublik Deutschland versterben jährlich mehr als 6000 Menschen an Asthma; die direkten und indirekten Kosten des Asthmas werden für Deutschland auf über fünf Milliarden DM pro Jahr angegeben (vgl. Volmer, 1997). Die Kosten beziehen sich im einzelnen auf:

- die Anzahl der Krankheitskrisen (Asthmaanfälle, Notfälle),
- die Krankenhaustage,
- die Medikamentenkosten (einschließlich Notfallmedikation),
- die medizinische Untersuchungen (einschließlich Notfalluntersuchungen) und
- die Anzahl verlorener Arbeitstage (bei Betrachtung der indirekten Kosten).

● *Prognose und psychosoziale Faktoren.* Für die Prognose und Mortalität des Asthmas spielen *psychosoziale Faktoren* eine zentrale Rolle, wie eine Studie von Strunk (1993) zeigen konnte. Strunk untersuchte Kinder und Jugendliche, die zur diagnostischen Abklärung und zur Rehabilitation in das Jewish Center of Immunology and Respiratory Medicine nach Denver kamen. Insgesamt wurden 21 Patienten, die an Asthma verstorben waren, systematisch nach krankheitsrelevanten Kriterien katamnestisch untersucht. Diese Patienten wurden mit einer Kontrollgruppe verglichen, die nach Alter, Geschlecht und Asthmaschweregrad der nachuntersuchten Gruppe entsprach.

Von den zugrundegelegten 57 Kriterien der Studie von Strunk (1993) bezogen sich 43 auf physiologische und 14 auf psychologische Merkmale. Insgesamt waren nur 14 Kriterien geeignet, den Verlauf des Asthmas zu prognostizieren. Von der Vielzahl der physiologischen Merkmale waren lediglich drei aussagekräftig, die sich auf den Asthmaschweregrad, Krampfanfälle aufgrund akutem Sauerstoffmangel und Episoden mit Atemstillstand bezogen. Von den 14 psychologischen Kriterien waren insgesamt 11 zur Vorhersage des Krankheitsverlaufs relevant. Die psychologischen Kriterien lassen sich bei Kindern und Jugendlichen in drei Gruppen untergliedern:

- *Probleme beim Krankheitsmanagement,* das heißt mangelnde Krankheitsakzeptanz und unzureichende Kooperationsbereitschaft mit dem Arzt, Mißachtung der körperlichen Symptome.
- *Mangelnde familiäre Unterstützung,* das heißt Eltern und Kinder halten sich nicht an Empfehlungen und Termine; Eltern-Kind-Konflikte

überschatten das Bewußtsein für das Vorliegen einer ernsthaften chronischen Erkrankung und familiäre Risiken wie Scheidung, Trennung, Alkoholismus oder Gewalt führen zur Vernachlässigung oder emotionalen Überflutung des Patienten.

– *Psychische Auffälligkeiten des an Asthma erkrankten Kindes.* Hierunter versteht man vor allem Ängste, soziale Unsicherheit, Passivität und Verweigerung. Aber auch Depression und Hoffnungslosigkeit bilden negative Prognosefaktoren.

Die Wahrnehmung körperlicher Symptome ist besonders wichtig

Die Studie von Strunk (1993) macht deutlich, daß die Form der Krankheitsbewältigung (also die Krankheitseinsicht/-akzeptanz und die Behandlungseinsicht), die Kooperationsbereitschaft (Compliance) des Patienten und die soziale Unterstützung durch die Familie eine erhebliche Bedeutung für die Prognose und die Mortalität des Asthmas besitzen. Die psychologischen Kriterien in der Studie von Strunk korrelieren mit konkreten Verhaltensmaßen; so geht zum Beispiel die Mißachtung körperlicher Symptome mit der späteren Inanspruchnahme ärztlicher Hilfe einher.

Noch alarmierender sind die Ergebnisse einer aktuellen Zusammenstellung von Campbell (1998). Danach belegen verschiedene Studien, daß die Mortalität des Asthmas entscheidend von psychosozialen Faktoren abhängt. Als psychosoziale Faktoren – bei erwachsenen Asthmatikern – wurden erfaßt: psychische Erkrankungen, Drogenmißbrauch, soziale Isolation, geistige Behinderung oder die Verleugnung der Schwere des Asthmas. Die Daten legen nahe, daß in 86 % der Todesfälle und 88 % der Fälle mit fast tödlichem Ausgang psychosoziale Faktoren eine wesentliche Rolle spielten, das heißt zum kritischen (tödlichen) Asthmaanfall beitrugen.

Ethnische Minoritäten besitzen ein hohes Asthma-Risiko

- *Ethnische Minoritäten.* Es ist bekannt, daß ethnische Minoritäten, die arm sind und in Städten wohnen, ein besonders großes Asthma-Risiko besitzen (vgl. Kotses & Harver, 1998). Bei Kindern dieser Gruppe liegen folgende Risikofaktoren vor:
  – Armut gekoppelt mit einem eingeschränkten Zugang zum Gesundheitswesen (speziell präventive Maßnahmen),
  – Einflüsse der Umgebung (z. B. Rauchen),
  – psychosoziale Aspekte (z. B. hohe Verbrechensrate, Alkoholmißbrauch, Ein-Elternteil-Familie),
  – Merkmale der Familie (Familiengröße, begrenzte Kompetenzen der Eltern, sehr junge Eltern) und
  – körperliche Faktoren (z. B. geringes Geburtsgewicht).

Diese Risiken können zur Erklärung der wachsenden Prävalenz des Asthmas bei Minoritäten herangezogen werden.

12

Erst durch den Einbezug solcher psychologischen Merkmale lassen sich die epidemiologisch festgestellten, steigenden Mortalitätsraten beim Asthma interpretieren. Diese Ergebnisse unterstreichen den psychosozialen Hilfebedarf vieler Asthmatiker genauso, wie die Notwendigkeit einer Patientenschulung als Basis einer optimierten Krankheitsbewältigung.

1.4 Krankheitsursachen: Ein multikausales Modell

Die weiteren Ausführungen folgen weitgehend einem multikausalen Modell zur Asthma-Ätiologie, wie es unter anderem Steinhausen (1998) vorlegt. Das Modell geht zunächst von einer genetisch begründeten Disposition aus (vgl. Abb. 2), die in Zwillingsstudien belegt werden konnte. Die

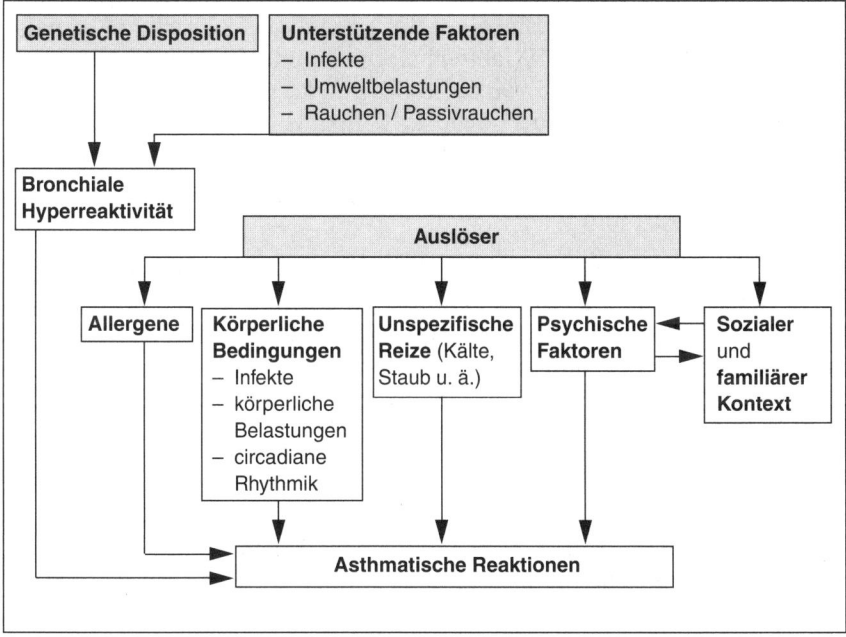

Abbildung 2:
Multikausales Modell des Asthmas,
modifiziert nach Steinhausen (1998, S. 431).

Erkrankung „Asthma" weist jedoch so vielfältige Erscheinungsformen auf, daß die Vorstellung von einem „Asthma-Gen" unrealistisch erscheint. Man sollte in diesem Kontext der Position folgen, die von Mutius (1997, S. 953) vertritt: „Es könnte eine ganze Reihe von Genen Individuen zur Entwicklung eines Asthma prädisponieren (polygene Vererbung) oder verschiedene

Kombinationen von Genmutationen könnten bei verschiedenen betroffenen Personen vorliegen (genetische Heterogenität)."

Die genetische Disposition, unterstützende Faktoren und das Vorhandensein von Auslösern (z. B. Allergene, körperliche Belastungen) führen zu asthmatischen Reaktionen (vgl. Abb. 2). In dem multikausalen Modell entfalten genetische Disposition und unterstützende Faktoren vermittelt über die bronchiale Hyperreaktivität ihre Wirkung. Diese Hyperreaktivität bildet den Grundstock dafür, daß verschiedene Faktoren (Auslöser) einen Asthmaanfall bewirken können.

Affekte als Auslöser des Asthmas

Da auf Allergene, Infekte, körperliche Belastungen etc. schon eingegangen wurde, sollen hier nur die psychischen Auslöser und ihre Wechselwirkungen im sozialen und familiären Kontext angesprochen werden. Psychische Auslöser beziehen sich auf Affekte wie Ärger, Angst, Trauer, Erregung/Freude oder Unsicherheit/Depression. Diese nehmen eine bedeutsame Rolle ein, wie Noeker (1991) anhand einer Befragung von 382 Asthmatikern der Altersgruppe von acht bis 19 Jahren belegen konnte. Folgende Affekte traten mit dem Asthma auf: 37 % der Befragten klagten über Ängste, 29 % über Ärger, 27 % über Trauer sowie 25 % über Zweifel und Unsicherheit. Die meisten dieser emotionalen Reaktionen konnten als Auslöser einer asthmatischen Reaktion auftreten, waren jedoch auch als Folge des Asthmas kontinuierlich wirksam.

Der soziale oder familiäre Kontext moderiert die Erkrankung

Selbstverständlich kann auch der familiäre oder soziale Kontext als zusätzlicher Stressor – und damit als psychischer Auslöser – wirken. Auf jeden Fall hält dieser Kontext das Asthma durch eingeschliffene Interaktionsstrukturen aufrecht. Die Resultate zur Bedeutung solcher Faktoren für die Prognose des Asthmas stimmen mit den Ergebnissen der bereits ausführlich vorgestellten Studie von Strunk (1993) überein.

Das multikausale Modell legt eine biopsychosoziale Betrachtung des Asthmas nahe. So weist Steinhausen (1998, S. 432) zu Recht darauf hin, daß zum Beispiel emotionale Faktoren/psychische Auslöser Endorphine aktivieren, die biologische Mediatoren in den Mastzellen stimulieren, welche wiederum zur asthmatischen Reaktionen führen. Die asthmatische Reaktion erzeugt beim Patienten und seinem Bezugsfeld neue Affekte (z. B. Ängste). Diese können als Rückkopplungsschleifen neue ungünstige Prozesse auslösen. Solche Prozesse können durch verhaltenstherapeutische Methoden und Entspannungsverfahren reguliert werden.

14

2 Medizinische Grundlagen

2.1 Therapieziele

In Anlehnung an die Leitlinien der nord-amerikanischen Gesundheitsbehörde (NIH) aus dem Jahre 1997 lassen sich für die Behandlung des Asthmas sechs Therapieziele formulieren:

- *Prävention chronischer und belastender Symptome* (z. B. Husten und/oder Atemnot während der Nacht, am frühen Morgen oder nach körperlichen Anstrengungen);

- *Erhalt oder Wiederherstellung* einer möglichst guten, am Wert von Gesunden orientierten „normalen" Lungenfunktion;

- *Erhalt oder Wiederherstellung der normalen Leistungsfähigkeit,* wobei dies auch auf sportliche Übungen und andere körperliche Aktivitäten bezogen ist;

- *Prävention von asthmatischen Reaktionen* (Atemnot, Asthmaanfälle); generell sollen Notfallsituationen und Klinikaufenthalte verhindert beziehungsweise reduziert werden;

- *optimale medikamentöse Behandlung* mit keinen oder möglichst geringen Nebenwirkungen;

- *Zufriedenheit der Patienten und ihrer Familien* mit den Ergebnissen der Asthmatherapie.

Beschwerdefreiheit und Lebensqualität

Das Ziel der Asthmabehandlung besteht also darin, den Patienten Beschwerdefreiheit und eine optimale Lebensqualität zu ermöglichen. Diese umfassende Zieldefinition verdeutlicht, wie zentral ein eigenverantwortliches Krankheitsmanagement seitens des Patienten ist. Es wird dabei unterstrichen, welche Bedeutung psychosoziale Aspekte (Lebensqualität, Patientenzufriedenheit) besitzen. Auf diesem Hintergrund ist es naheliegend, daß die seit wenigen Jahren im Rahmen der Behandlung des Asthmas geforderte interdisziplinär orientierte Patientenschulung eine basale Rolle zur Optimierung des Krankheitsmanagements übernommen hat (vgl. Petermann, 1997b).

2.2 Medizinische Diagnostik

Nach einer ausführlichen ärztlichen Anamnese, die sich jedoch nicht nur auf die Erfassung der körperlichen Symptome beschränken sollte, stehen zur medizinischen Diagnostik verschiedene Verfahren zur Verfügung. We-nigstens drei Ansätze sind hierbei bedeutsam und sollen erläutert werden:

– Lungenfunktionsdiagnostik (inkl. Peak-Flow-Messung),

– Allergiediagnostik (inkl. Provokationstest) und

– Blutgasanalyse.

Peak-Flow-
Wert und
FEV₁ als
einfache
Lungen-
funktions-
parameter

● *Lungenfunktionsdiagnostik.* Mit Hilfe eines Spirometers kann man ein Volumen-Zeit-Diagramm erstellen, das angibt, wieviel Prozent seines Lungenvolumens der Patient in einer Sekunde ausatmen kann. Die sogenannte Einsekunden-Kapazität (FEV_1) gibt einen Hinweis darauf, wie stark das Bronchialsystem beeinträchtigt ist. Die Spirometrie liefert auch Daten, mit denen man ein Fluß-Volumen-Diagramm erstellen kann. Damit kann man die Flußstärke während der gesamten Ausatmungsphase abbilden. Zu Beginn der Ausatmung ist der Ausatemfluß am größten und nimmt dann ab. Die maximale Atemstromstärke bei der Ausatmung nennt man Peak-Flow. Alle Lungenfunktionsparameter geben eine Information über das Ausmaß der Verengung der Atemwege.

Technisch kann eine Lungenfunktionsdiagnostik durch verschiedenartige, unterschiedlich aufwendige Verfahren erfolgen; sie reichen von der „Selbstdiagnose" durch den Patienten unter Heranziehung eines sogenannten Peak-Flow-Meters (vgl. Abb. 3) bis zur aufwendigen Ganzkörperplethysmographie (zur Funktionsweise des Bodyplethysmographen vgl. Rothe, 1998). Hier soll nur auf das für das Krankheitsmanagement wichtige Peak-Flow-Gerät eingegangen werden (vgl. Exkurs 3).

● *Allergiediagnostik.* Vielfach kann man die Allergiebelastbarkeit oder spezifische Reaktionen auf Allergene direkt von Patienten erfragen. Als wichtigsten Allergietest auf der Haut führt man den *Prick-Test* durch, bei dem man auf die oberflächlich leicht angeritzte Haut eine Testlösung tropft, die ein bestimmtes Allergen enthält. Nach 20 Minuten kann man die Reaktion (Hautrötung) ablesen. Des weiteren kann man immunologisch mittels *RAST-Test* allergieauslösende Stoffe bestimmen (vgl. Rothe, 1998).

● *Blutgasanalyse.* Mit Hilfe einer geringen Blutmenge wird bei diesem Verfahren der Gehalt von Sauerstoff und Kohlendioxid im Blut bestimmt. Vor allem bei höheren Asthmaschweregraden kann man so zu einer präzisen Diagnosestellung kommen. Das Verfahren basiert auf dem Tatbestand, daß Lunge und Atemwege den Sauerstoff-Kohlendioxid-Austausch organisieren. Liegt demnach ein Sauerstoffmangel im Blut vor, kann man auf eine entsprechend ausgeprägte Atemwegsobstruktion schließen.

Neben den genannten Verfahren kann auch eine Röntgenuntersuchung zur Differentialdiagnostik notwendig sein. Des weiteren geben Belastungs- oder Provokationstests Aufschluß über den Schweregrad des Anstrengungsasthmas (= Laufbandbelastung) oder über die Ausprägung der bronchialen Hyperreaktivität (= Kaltluftbelastung).

Exkurs 3: Der Peak-Flow-Meter als Basis des Selbstmanagements

Der Peak-Flow-Meter stellt ein vom Patienten leicht anwendbares Gerät dar, mit dem eine Meßgröße zur Kennzeichnung der Lungenfunktion gewonnen werden kann. Das Gerät mißt den maximalen Atemstrom bei der Ausatmung (in Litern pro Minute), wobei dieser Wert von der Weite der Atemwege, dem Alter, dem Geschlecht und der Konstitution des Patienten abhängt. Für einen gesunden, normal großen Mann im Alter von 40 Jahren beträgt der Peak-Flow-Wert ungefähr 550 Liter/Minute, für eine Frau gleichen Alters 450 und ein 1,40 Meter großes Kind 300 Liter/Minute.

Der Peak-Flow-Wert hängt vor allem von Alter, Geschlecht und Konstitution ab

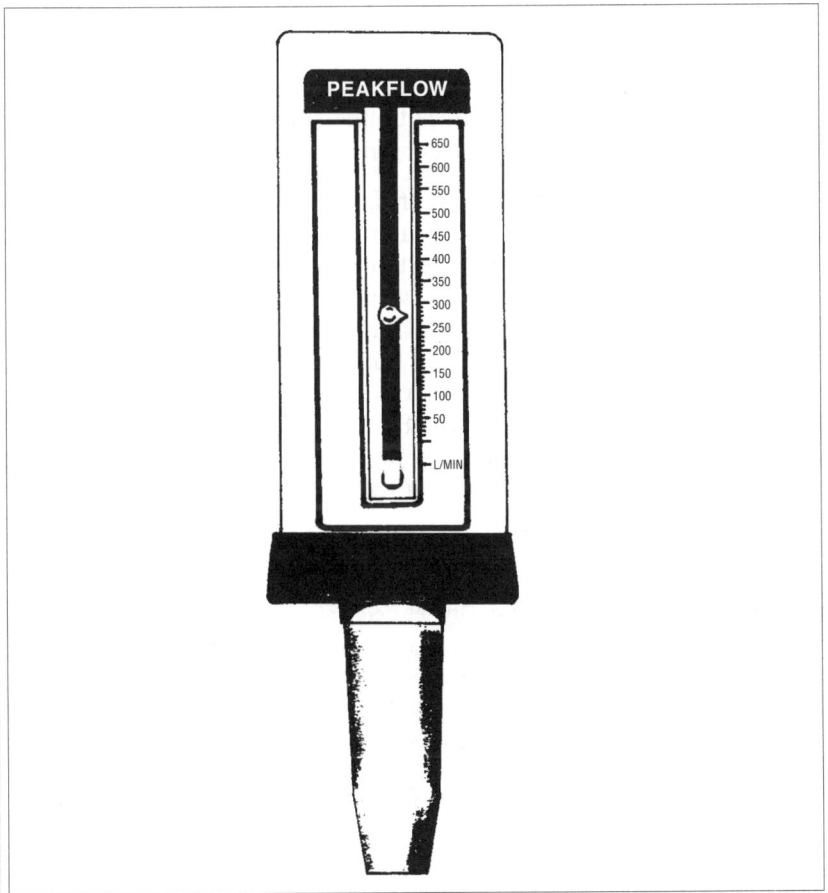

Abbildung 3:
Illustration eines Peak-Flow-Meters.

Durch regelmäßige Messungen ist es möglich, Beeinträchtigungen frühzeitig festzustellen und die Therapie entsprechend anzupassen. Folgende Schritte muß der Patient dabei beachten (vgl. Kasten 1):

17

Kasten 1:
Regeln für die richtige Anwendung des Peak-Flow-Meters.

1. Der Patient soll so tief wie möglich einatmen.
2. Das Mundstück des Gerätes soll fest mit den Lippen umschlossen werden. Die eingeatmete Luft soll so schnell und so stark wie möglich in das Gerät geblasen werden. Ziel ist es, daß der Zeiger so weit wie möglich ausschlägt.
3. Der erzielte Wert wird abgelesen, die Messung ein- bis zweimal wiederholt und der beste Wert im Peak-Flow-Protokoll vermerkt.
4. Das Mundstück sollte regelmäßig gereinigt werden, indem man es abzieht und mit warmem Wasser und etwas Spülmittel reinigt.
5. Die Messungen sollten täglich oder auch mehrmals über den Tag verteilt – immer zu gleichen Zeiten (z. B. morgens beim Aufstehen oder vor dem Zubettgehen) – durchgeführt werden.

Die Wahrnehmung von körperlichen Belastungen (z. B. Atemnot) ist subjektiv. So werden von manchen Patienten schon leichte Beeinträchtigungen der Atemfunktion als bedrohlich empfunden und von anderen massive Atemnot bei körperlicher Anstrengung verharmlost.

Besonders eindrucksvoll kann man das Peak-Flow-Gerät dazu heranziehen, um zu demonstrieren, wie unmittelbar ein bronchienerweiterndes Medikament den Peak-Flow-Wert verbessert. Die Ergebnisse der wiederholten Peak-Flow-Messungen werden in ein sogenanntes Peak-Flow-Protokoll eingetragen (vgl. Abb. 4). Dieses Protokoll illustriert dem Patienten Tag für Tag, wie stabil die Lungenfunktion ist, und ob der medikamentöse Behandlungsplan dem aktuellen körperlichen Zustand noch entspricht. Zur Interpretation der Peak-Flow-Veränderung dient das von der Deutschen Atemwegsliga (Burgstr. 12, 33175 Bad Lippspringe) empfohlene Ampelschema, das in Kasten 2 erläutert wird.

Kasten 2:
Das Ampelschema zur Interpretation der Peak-Flow-Werte.

80 bis 100 % des Bestwertes: „Grüner Bereich"

* Beschwerden sind aufgrund der Dauermedikation minimal;
* Alltagsbelastungen werden gut bewältigt; die Lebensqualität ist nicht beeinträchtigt;
* keine oder kaum Beschwerden (Atemnot) in der Nacht.

50 bis 80 % des Bestwertes: „Gelber Bereich"

* Zunahme der bronchialen Entzündung und Verkrampfbereitschaft;
* vermehrte Atemnot, verstärkt auftretender Husten und häufigeres Giemen;
* nächtliche Beschwerden nehmen zu;
* Dauermedikation reicht nicht mehr aus.

unter 50 % des Bestwertes: „Roter Bereich"

* ständige Atemnot in Ruhe oder beim Sprechen;
* unbeherrschbarer Husten und zunehmendes Engegefühl aufgrund vermehrter Schleimproduktion (zäher Schleim);
* plötzliche, starke Zunahme der Atemnot, die seit Tagen schon häufiger zu spüren war (= Asthmaanfall).

Dieses Schema liefert dem Patienten Kennwerte (= Abweichungen des Peak-Flow-Wertes vom Bestwert), anhand derer er sein Asthma-Management orientieren kann. Die eingesetzte Methode des Wochenprotokolls und das Ampelschema entsprechen den verhaltenspsychologischen Prinzipien des Selbstmanagements.

Bei der Analyse des Peak-Flow-Wertes anhand des Wochenprotokolls sind folgende Aspekte zu beachten:

– Bleiben die Werte über die Woche konstant?

– Unter welchen Bedingungen tritt ein deutlicher Abfall der Werte auf?

– Nimmt die Variabilität der Werte zu?

– Welchen Effekt zeigt die Anwendung bronchienerweiternder Medikamente?

Ein solches Wochenprotokoll (Peak-Flow-Protokoll) ist mit allen Asthmatikern, auch mit Kindern (ab ca. 7 Jahre) durchführbar. Wir wissen aus der Behandlung psychischer Störungen und aus einigen Studien zur Körperwahrnehmung bei Asthmatikern (vgl. Petermann, 1997 b; Vogt & Schandry, 1995), daß durch solche einfachen Übungen die Wahrnehmung der spezifischen Atemwegsobstruktion und die Compliance positiv beeinflußt werden können (vgl. Kotses & Harver, 1998). Zur Illustration eines solchen Wochenprotokolls gibt Abbildung 4 ein Beispiel für jüngere Kinder aus dem Asthma-Verhaltenstraining wieder (vgl. Petermann, 1997a).

Eine differenzierte Körperwahrnehmung fördert die Compliance des Patienten

Mit Peak-Flow-Protokollen sollen täglich, zu festgelegten Zeiten Angaben zur Verengung der Atemwege registriert werden. Weiterhin sollten sie vom behandelnden Arzt oder dem Klinischen Psychologen im Kontext der Patientenschulung mit dem Patienten differenziert ausgewertet werden, das heißt mit dem Patienten gemeinsam werden die Gründe für eine Veränderung der gemessenen Werte diskutiert. Das Peak-Flow-Protokoll erleichtert dabei die Kommunikation zwischen dem Arzt und dem Patienten, da ein objektives und kontinuierlich erhobenes Maß für die Schwere des Asthmas vorliegt. Aufgrund solcher Angaben kann ein Plan für ein patientenbezogenes Krankheitsmanagement erstellt werden. Der Einsatz des Peak-Flow-Protokolls muß mit folgenden Kenntnissen beziehungsweise Fertigkeiten optimiert werden:

Peak-Flow-Meter als wichtiges Element der Patientenschulung

– Kenntnis der persönlichen *Vorboten von Asthmaanfällen,*

– Kenntnis des *Ampelschemas* (vgl. Kasten 2),

– Fertigkeiten im Beherrschen des *Notfallplans,*

– sicherer Umgang mit dem *Dosieraerosol* (Einsatz von bedarfsabhängigen, bronchienerweiternden Mitteln) und

– Selbstkontrolle beim *Erstellen des Peak-Flow-Protokolls.*

Peak-Flow-Protokolle dienen der Selbstkontrolle

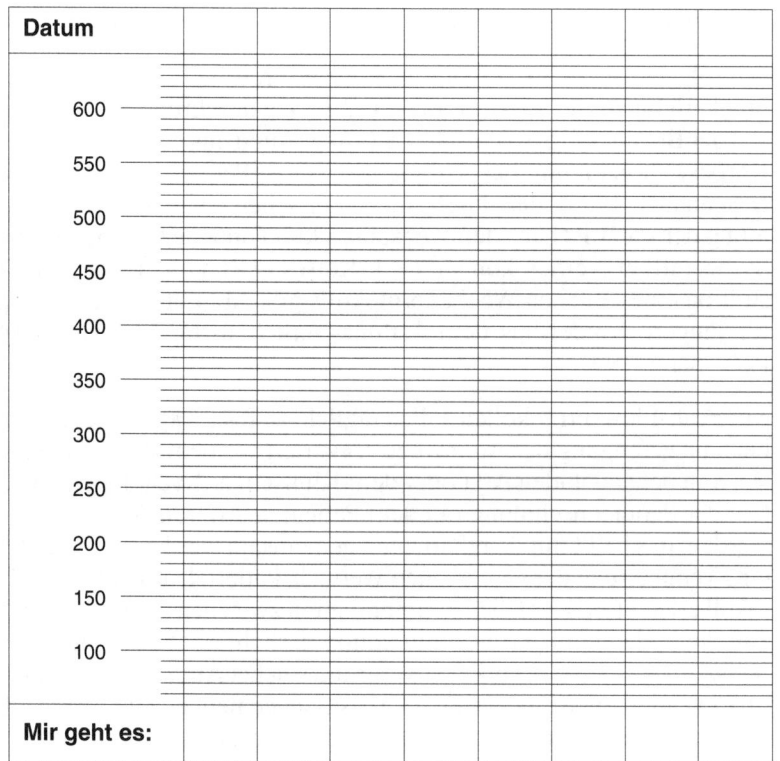

MEIN PEAK-FLOW-PROTOKOLL FÜR DIE TRAININGSSTUNDEN

NAME: _____

O = geschätzt   X = gemessen

Datum								
600								
550								
500								
450								
400								
350								
300								
250								
200								
150								
100								
Mir geht es:								

Mir geht es: (1) keine asthmatischen Beschwerden
(2) leichte asthmatische Beschwerden
(3) mittelschwere asthmatische Beschwerden
(4) schwere asthmatische Beschwerden

Abbildung 4:
Peak-Flow-Wochenprotokoll aus dem Asthma-Verhaltenstraining für Kinder.

Durch die täglichen Kontrollen gelingt es, die Therapie frühzeitig anzupassen, um asthmatischen Reaktionen vorzubeugen. Das Ampelschema liefert zudem Informationen darüber, zu welchem Zeitpunkt eine Krise (ein Notfall) ohne fremde Hilfe bewältigt werden kann. Durch diskriminative Hinweisreize (Vorboten, kritischer Abfall des Peak-Flow-Wertes, Dosiserhöhung bei Bedarfsmedikamenten) kann einer – unter Umständen lebensgefährlichen – *Selbstüberschätzung* des Asthmatikers entgegengewirkt werden.

Ein optimiertes Krankheitsmanagement kann erreicht werden, wenn das Peak-Flow-Protokoll mit einem *Asthma-Tagebuch* kombiniert wird (vgl. auch Abschnitt 5.2, Abb. 9). In einem solchen Fall registriert der Patient zum Beispiel

– Allergene als Auslöser,

– emotional belastende Situationen als Auslöser,

– Zeitpunkt und Ausmaß der asthmatischen Reaktion und

– das medikamentöse Management (Ausmaß der Compliance).

In der Regel wird der Peak-Flow-Wert zweimal täglich gemessen. Eine solche Messung sollte morgens und abends zur gleichen Uhrzeit jeweils vor der Medikamenteneinnahme erfolgen.

Wann liegt nun eine Verschlechterung der Atemfunktionen vor?

Der Asthmatiker, der regelmäßig ein Peak-Flow-Protokoll führt, kann schon anhand weniger Kriterien eine verschlechterte Atemfunktion registrieren. Die folgenden fünf Kriterien geben eine Orientierung:

Die Kriterien zur Bewertung der Atemfunktion werden in der Patientenschulung erarbeitet

– deutlicher Abfall des Peak-Flow-Wertes,

– gehäuft auftretende Atemnot,

– vermehrter Gebrauch des Dosieraerosols,

– Zunahme des Hustens und Auswurfes (Bronchialsekret) sowie

– verändertes Atemmuster (z. B. flachere Atmung).

2.3 Medikamentöse Behandlung

2.3.1 Übersicht über Asthma-Medikamente

Zur medizinischen Behandlung werden sogenannte Antiasthmatika eingesetzt. Die Wirkprinzipien der wichtigsten Asthma-Medikamente sollen im folgenden erläutert werden, wobei diese Informationen auch bei der klinisch-psychologischen Betreuung von Asthmatikern, der Behandlung von

Cortisonangst und vor allem bei der Realisierung der Patientenschulung von zentraler Bedeutung sind.

Die verfügbaren Asthma-Medikamente werden als Reliever und Controller bezeichnet. *Reliever* sind dabei kurzfristig wirkende Medikamente, die die Bronchien erweitern sollen (= Bronchodilatation). *Bronchienerweiternde Mittel* sind dadurch charakterisiert, daß sie eine unmittelbare, das heißt sofort vom Patienten spürbare Wirkung zeigen. Zu dieser Gruppe gehören Beta-Sympathomimetika (Beta-Stimulatoren), Anticholinergika und die Theophylline. Mit *Controllern* soll langfristig die das Asthma verursachende Entzündung behandelt und dadurch dauerhaft eine Kontrolle der Symptome, das heißt ein günstiger Krankheitsverlauf erreicht werden (= antiinflammatorische Wirkung). Die asthmatische Entzündungsreaktion wird dabei unterdrückt. Zu dieser Gruppe gehören Dinatriumcromoglycat (DNCG), Nedocromil, Cortison und die Leukotrienantagonisten (vgl. Rothe, 1998). Im Kontext der *Langzeitbehandlung* besitzen inhalative Cortison-Präparate eine besondere Bedeutung, die bei niedriger Dosierung nur geringe unerwünschte Wirkungen zeigen. Der Behandlungseffekt tritt bei den *Entzündungshemmern* jedoch erst verzögert ein, was wiederum zu großen Compliance-Problemen führen kann.

Die bereits erwähnten Beta-Sympathomimetika stellen die wichtigsten Medikamente zur symptomatischen Behandlung dar (= Reduktion der Atemwegsobstruktion und Dyspnoe); sie werden bedarfsorientiert verordnet oder auch prophylaktisch vor Belastungssituationen (z. B. vor körperlicher Belastung) eingesetzt.

Reliever und Controller unterscheiden sich somit grundlegend von ihren Wirkprinzipien. Bedarfsabhängige, bronchienerweiternde Mittel werden dabei durch ein Dosieraerosol verabreicht (vgl. Abschnitt 2.3.7). So verwenden Patienten mit einem Anstrengungsasthma zum Beispiel vor sportlichen Aktivitäten zwei Hübe eines Beta-Sympathomimetikas aus einem Dosieraerosol, um die Atemwege zu weiten. Auf die gleiche Weise werden bei Atemnot derartige, meist in wenigen Minuten wirkende Medikamente eingesetzt. Zur Vorbereitung eines solchen medikamentösen Krankheitsmanagements lernen die Patienten, das Peak-Flow-Meter und das Ampelschema angemessen einzusetzen. Meistens erfolgt dies im Rahmen einer Patientenschulung, in der zudem die Wirkprinzipien der Asthma-Medikamente genau erläutert werden.

Im folgenden werden die Medikamente ihren Wirkstoffgruppen entsprechend vorgestellt und in Tabelle 4 zusammengefaßt.

Tabelle 4:
Zusammenstellung und Wirkung wichtiger Asthma-Medikamente.

Beta-Sympathomimetika (Beta-Stimulatoren)	• bei Atemnot • auch vorbeugend • löst Verkrampfungen der Bronchialmuskulatur
Systemisch wirksames Cortison	• bei Atemnot • vorbeugend • bekämpft die Entzündung der Schleimhaut • verbessert die Wirkung der Beta-Sympathomimetika
Inhalatives Cortison	• nicht bei Atemnot • nur vorbeugend • bekämpft die Entzündung der Schleimhaut
Dinatriumcromoglycat (DNCG)	• nicht bei Atemnot • nur vorbeugend
Ketotifen	• nicht bei Atemnot • nur vorbeugend
Nedocromil	• nicht bei Atemnot • nur vorbeugend
Theophylline	• bei Atemnot • vorbeugend • löst Verkrampfungen der Bronchialmuskulatur
Leukotrienantagonisten	• nicht bei Atemnot • Unterstützung der Wirkung von Cortison und Beta-Sympathomimetika besonders bei leichtem und mittelschwerem Asthma

2.3.2 Beta-Sympathomimetika

Beta-Sympathomimetika (Synonyme: Beta-Stimulatoren, Beta-Adrenergika) sind Abkömmlinge des Adrenalins. Sie lösen die für Asthma typische Verkrampfung der Bronchialmuskulatur und stellen diesbezüglich die derzeitig wirksamsten erhältlichen Medikamente dar. In der Regel werden Beta-Sympathomimetika mithilfe von Dosieraerosolen eingeatmet (inhalative Applikation). Sie liegen jedoch auch in Form von Injektionslösungen (parenterale Applikation) und Tabletten (orale Applikation) vor. Nach der Einnahme inhalativer Beta-Sympathomimetika tritt die Wirkung meistens sofort ein, wodurch sie sich als Notfallmedikamente bei akuten Atemnotanfällen eignen. Darüber hinaus können Beta-Sympathomimetika aber auch vorbeugend eingesetzt werden.

Wirkungsweise. Grundsätzlich muß bei der Wirkstoffgruppe der Beta-Sympathomimetika zwischen Wirkstoffen mit kurzanhaltender (z. B. Fenoterol, Hexoprenalin, Salbutamol, Terbutalin) und mit langanhaltender (z. B. Formoterol, Salmeterol) Wirkung unterschieden werden. Erstere haben eine

Man unterscheidet zwischen kurz- und langandauernder Wirkung

23

Wirkdauer von drei bis sechs Stunden und müssen daher mindestens viermal täglich eingenommen werden, um eine protektive Wirkung zu erzielen. Die Wirkdauer der langanhaltenden Beta-Sympathomimetika beträgt bis zu zwölf Stunden, wodurch eine protektive Wirkung über die gesamte Dauer der Nacht möglich ist und nächtliche Atemnotanfälle verhindert werden können.

Die physiologische Wirkung der Beta-Sympathomimetika ist komplex, zumal diese an verschiedenen Stellen im Körper wirken. Vereinfachend läßt sich ihre Wirkungsweise wie folgt beschreiben:

– Die Hauptwirkung der Beta-Sympathomimetika beruht auf der Stimulierung sogenannter Beta-2-Rezeptoren am Zelläußeren der glatten Bronchialmuskelzellen. Die Stimulierung dieser Rezeptoren führt über eine Kaskade von Zwischenschritten zur Deaktivierung eines kontraktilen Eiweißes im Inneren der Muskelzellen. Da dieses Eiweiß in seiner aktivierten Form für die Muskelkontraktion erforderlich ist, führt seine Deaktivierung zu einer Entspannung der Bronchialmuskulatur. Neben diesem Beta-2-Mechanismus führt die Stimulierung der Rezeptoren zudem zu einem Ausstrom von Calcium-Ionen aus den Muskelzellen. Da Calcium ebenfalls für die Muskelkontraktion erforderlich ist, führt dies zu einer Muskelrelaxation.

– Beta-Sympathomimetika hemmen die Freisetzung eines Botenstoffes (Acetylcholin) aus den Enden jener Nerven, die die glatte Bronchialmuskulatur innervieren. Dieser Botenstoff ist für die Weitergabe von Nervenreizen an die Muskelzellen und somit für deren Kontraktion verantwortlich. Eine verminderte Sekretion des Botenstoffs führt folglich zu einer verminderten Kontraktion der glatten Bronchialmuskulatur.

– Beta-2-Rezeptoren finden sich nicht nur an der Außenseite der glatten Bronchialmuskelzellen, sondern auch an der Außenseite sogenannter Mastzellen. Mastzellen sind Zellen des Immunsystems, die eine Reihe von entzündungsfördernden Substanzen produzieren können (Histamin, Leukotriene u. a.). Eine Stimulierung ihrer Beta-2-Rezeptoren durch Beta-Sympathomimetika verringert die Sekretion inflammatorischer Substanzen und wirkt somit dem Asthma als entzündungsbedingter Krankheit entgegen.

Nebenwirkungen. Hier können Tachykardie (Herzrasen), Rhythmusstörungen und Tremor auftreten, wobei dies bei parenteraler Gabe häufiger ist als bei Inhalation. In der letzten Zeit wurde diskutiert, ob eine unkontrollierte Verwendung von inhalativen Beta-Sympathomimetika über Herzrhythmusstörungen und/oder Hypokaliämien (Kaliummangel) zu therapiebedingten Todesfällen führen kann. Diese Beobachtung ist jedoch noch umstritten.

24

2.3.3 Cortison-Präparate

Cortison-Präparate können als topische (inhalative) oder systemische (orale) Medikamente eingesetzt werden. Mit ihrer Hilfe läßt sich die Entzündung der Schleimhaut behandeln. Wenn sie vorbeugend eingesetzt werden, unterdrücken sie allergische Reaktionen und „verhindern damit die entzündliche Schwellung der Bronchialschleimhaut und einen Anstieg der bronchialen Hyperreaktivität" (Rothe, 1998, S. 58).

Wirkungsweise. Durch die Anwendung von Cortison-Präparaten wird die Mediatorsekretion von Makrophagen und Eosinophilen sowie die Einwanderung von Entzündungszellen in die Bronchialschleimhaut verhindert. Weiterhin wird die erhöhte Gefäßpermeabilität vermindert und der Down-Regulation der Beta-2-Rezeptoren (verminderte Ansprechbarkeit der Rezeptoren aufgrund von Dauerstimulation) entgegengewirkt.

Nebenwirkungen. Viele Patienten und auch Ärzte zeigen Cortisonängste, die sich auf die Nebenwirkungen langfristig eingesetzter systemischer Medikamente beziehen. Diese Nebenwirkungen treten vor allem dann auf, wenn die Cortison-Medikamente oral aufgenommen werden. In diesem Fall werden sie über die Blutbahn transportiert und gelangen nicht nur an den Wirkungsort (Bronchien), sondern auch in den übrigen Organismus, wo sie vielfältige Nebenwirkungen verursachen können. In Abhängigkeit von der Tagesdosis, der Dauer der Behandlung und individuellen Faktoren kommt es dann zur Bildung des Cushing-Syndroms (gerötetes Vollmondgesicht, Fettzunahme am Körperstamm, Bluthochdruck, erhöhter Blutzucker, Osteoporose, blaurote Hautstreifen und allgemeine Leistungsschwäche) und zu Veränderungen der Haut (Corticoid-Haut). Diese wird pergamentdünn, faltig und es entstehen kleine punktförmige Hautblutungen. Diese starken Nebenwirkungen können bei einer inhalativen (topischen) Verabreichung des Präparates stark begrenzt werden. Im letzteren Fall sind Cortisonängste kaum begründet, obwohl auch hier lokale Nebenwirkungen (z. B. Heiserkeit, Mundsoor) beobachtet werden. Bei Kindern können – auch bei inhalativen Cortison-Präparaten – Wachstumsverzögerungen auftreten.

2.3.4 Mastzellendegranulationshemmer

Dinatriumcromoglycat und *Nedocromil* werden vorbeugend inhaliert, um allergische Reaktionen zu regulieren beziehungsweise zu verhindern. Diese Stoffe werden zur Prophylaxe des Anstrengungsasthmas erfolgreich eingesetzt. Der Patient nimmt diese Medikamente bedarfsabhängig, zum Beispiel wenige Minuten vor einer sportlichen Aktivität (vgl. zum Thema „Sporttherapie", Abschnitt 4.3). *Ketotifen* wird heute nur noch selten verwendet, es soll hier der Vollständigkeit halber dennoch aufgeführt werden.

Marginalien:

Cortison bekämpft die das Asthma verursachende Entzündungsreaktion

Inhalatives Cortison besitzt wenige Nebenwirkungen

Prämedikation bei Sport

25

– Dinatriumcromoglycat (DNCG)
Wirkungsweise. Die Reaktion auf Allergene wird durch die Hemmung der Freisetzung von Entzündungsmediatoren vermindert. Weiterhin werden akute Atemwegsverengungen aufgrund von Sport, Kaltluft oder Schwefeldioxid unterdrückt. Da diese Reaktionen ohne die Beteiligung von Mastzellenmediatoren ablaufen, scheinen zwei verschiedene DNCG-Rezeptoren in der Lunge vorzuliegen. DNCG wird nur geringfügig vom Magen-Darm-Trakt absorbiert und ist für eine orale Therapie nicht geeignet. Es wird nur in inhalierbarer Form verwendet.
Nebenwirkungen: Als Nebenwirkungen sind lediglich Reizgefühle im Hals direkt nach der Einnahme bekannt.

– Nedocromil
Wirkungsweise. Nedocromil hat eine protektive Wirkung gegen histamin- und allergeninduzierte Bronchokonstriktion. Möglicherweise kann durch die Gabe von Nedocromil der Bedarf an inhalativen Cortison-Präparaten herabgesetzt werden.
Nebenwirkungen. Unter Umständen kann es zu Kopfschmerzen, Übelkeit und Benommenheit kommen.

– Ketotifen
Wirkungsweise. Die Freisetzung von Leukotrienen konnte in Laborexperimenten verhindert werden; gleichzeitig besteht eine bronchienerweiternde Wirkung. Die klinische Wirksamkeit ist bisher umstritten.
Nebenwirkungen. Müdigkeit.

2.3.5 Theophylline

Die Theophylline stammen vom Koffein ab und dienen der Behandlung von akuten Asthmaanfällen. Diese Medikamente wirken auch vorbeugend (bronchienerweiternd) und lösen die Verkrampfung der Bronchialmuskulatur. Theophylline dienten lange der Behandlung nächtlicher Atemnotzustände, wurden aber in diesem Bereich durch langwirkende Beta-Stimulatoren ersetzt (vgl. Rothe, 1998).

Wirkungsweise. Theophyllin ist weniger stark bronchienerweiternd wirksam als Beta-Sympathomimetika, es wird jedoch zusätzlich von einer anti-inflammatorischen Wirkung ausgegangen. Durch die Einwirkung auf die Mastzellen können besonders allergische Reaktionen verhindert werden. Weiterhin beeinflußt Theophyllin die Muskelkontraktion.

Nebenwirkungen. Häufig treten Magenschmerzen, Übelkeit, Herzrhythmusstörungen, Kopfschmerzen und gelegentlich epileptische Anfälle auf.
Bei Herzinsuffizienz, chronischer Lebererkrankung, Virusinfekten ist die Dosis zu reduzieren, bei Rauchern ist unter Umständen eine höhere Dosis erforderlich.

26

2.3.6 Leukotrienantagonisten

Neu unter den Medikamenten in der Asthmatherapie sind die *Leukotrienant-agonisten*. Leukotriene sind Mediatoren, die aus Mastzellen freigesetzt werden und direkt auf die Verengung der Bronchialmuskulatur wirken.

Wirkungsweise. Zwei Arten von Wirkstoffen wurden entwickelt, um ihre Effekte auf die entzündliche Reaktion der Atemwege zu verkleinern. Zum einen Wirkstoffe, die die Rezeptoren der Leukotriene blockieren und so die Verengung der Bronchialmuskulatur verhindern, wodurch besonders chronisches, wie auch kälteinduziertes Asthma gemindert werden. Weiter-hin wurden Wirkstoffe entwickelt, die bereits die Bildung der Leukotriene hemmen, wodurch ebenfalls allergenbedingte oder durch Medikamente (Aspirin) ausgelöste asthmatische Reaktionen verringert werden. Diese Medikamente unterstützen die Wirkung von Cortison und Beta-Sympatho-mimetika, vor allem bei leichtem und mittelschwerem Asthma; sie sind jedoch nicht für die Behandlung der akutem Atemnot geeignet.

Nebenwirkungen. Es treten vor allem Kopfschmerzen, ein trockener Mund und Müdigkeit auf.

2.3.7 Dosieraerosol

Da eine Vielzahl der Medikamente mithilfe von Dosieraerosolen verab-reicht wird, sollen diese im folgenden genauer beschrieben werden.

Mit einem Dosieraerosol können verschiedene Asthma-Medikamente in-haliert werden. Das Gerät besteht aus einem Plastikgehäuse und einen Druckbehälter, der das Medikament und ein unter Druck stehendes Treib-gas beinhaltet. Durch einen Sprühstoß (= Mischung aus Medikament und Treibgas) werden aus dem Dosieraerosol Medikamententeilchen freigesetzt und gelangen so direkt auf die Schleimhäute von Rachen, Luftröhre und Bronchien. Bei der Anwendung von Dosieraerosolen ist es erforderlich, daß die Patienten ihre Einatmung und die Aktivierung des Dosieraerosols koordinieren. Patienten, die damit Probleme haben, sollten einen *Spacer* benutzen. Dieser stellt eine Inhalationshilfe in Form eines bauchigen Kunst-stoffgehäuses dar, in die der Sprühstoß des Dosieraerosols eingeführt wird. Der Spacer wird vor das Dosieraerosol gesteckt und bei geschlossener Öff-nung mit zwei Hüben aus dem Dosieraerosol gefüllt. Die Schutzkappe wird anschließend entfernt und die kleinen, im Spacer schwebenden Teilchen eingeatmet. Die schweren (größeren) Teilchen, die sich sonst in der Mund-höhle absetzen, verbleiben so im Spacer. Dies ist vor allem bei der Anwen-dung von inhalativem Cortison günstig, da so Nebenwirkungen minimiert werden.

Mit Dosier-aerosolen werden Asthma-Medikamente inhaliert

3 Krankheitsmanagement

Die psychosozialen Belastungen und Folgen des Asthmas sind bereits mehrfach angesprochen worden. Eine der wichtigsten Aufgaben des Klinischen Psychologen ist demgemäß darin zu sehen, den Patienten beim Krankheitsmanagement zu unterstützen. Die Belastungen, die der Patient erlebt, hängen von den objektiven Behandlungsanforderungen, aber auch von den persönlichen Ressourcen ab, über die der Asthmatiker situativ verfügen kann. Bei kaum einer anderen chronisch-körperlichen Krankheit ist die Bereitschaft des Patienten, Behandlungsanforderungen zu akzeptieren, so niedrig wie beim Asthma. Die sogenannte Compliance-Rate liegt bei vielen, besonders den medikamentösen, Anforderungen der Asthmatherapie bei lediglich 20 % (vgl. Bergmann & Petermann, 1998).

Behandlungsanforderungen und persönliche Ressourcen des Patienten müssen ausgeglichen sein

Die Compliance-Förderung durch ärztliche Aufklärung und psychologische Beratung, durch verhaltenspsychologisch orientierte Patientenschulung und eine verbesserte Körperwahrnehmung (z. B. durch Atem- und Sporttherapie) gehört zu den wichtigsten Zielen eines erfolgreichen Asthma-Managements (Petermann, 1997b; Rothe, 1998; Worth, 1997). Eine Compliance-Förderung setzt jedoch die *Kenntnis der Patientenperspektive* voraus, das heißt, man muß die emotionalen und kognitiven Barrieren des Asthmatikers kennen, die verhindern, daß er ein angemessenes Krankheits- und Behandlungskonzept entwickelt, das erst eine langfristige und eigenverantwortliche Therapiemitarbeit (Compliance) ermöglicht. Vielfach wird man das Krankheits- und Behandlungskonzept des Asthmatikers erheblich modifizieren müssen, um die Voraussetzungen für eine verbesserte Compliance zu schaffen (vgl. Abb. 5). Die Aspekte des Krankheitskonzeptes, das heißt die subjektiven Überzeugungen und Vorstellungen des Patienten über die Krankheit, deren Ursachen, Verlauf und Risiken, beeinflussen entscheidend die Lebensqualität des Patienten.

Die Compliance-Förderung setzt an der Patientenperspektive an

Vielfältige patientenbezogene Einflüsse auf die Entwicklung von Selbstwirksamkeitserfahrungen

Das Behandlungskonzept wird von dem vermuteten Nutzen der medikamentösen Behandlung, den selbsteingeschätzten eigenen Handlungskompetenzen sowie den real vorliegenden Ressourcen zur Krankheitsbewältigung und dem Ausmaß an sozialer Unterstützung etc. beeinflußt. Alle krankheits- und behandlungsbezogenen Überzeugungen, Bemühungen und Kompetenzen tragen zu spezifischen *Selbstwirksamkeitserfahrungen* im Kontext des Krankheitsmanagements bei (vgl. Abb. 5). Solche Erfahrungen prägen die Bereitschaft zur langfristigen, eigenverantwortlichen Therapiemitarbeit.

28

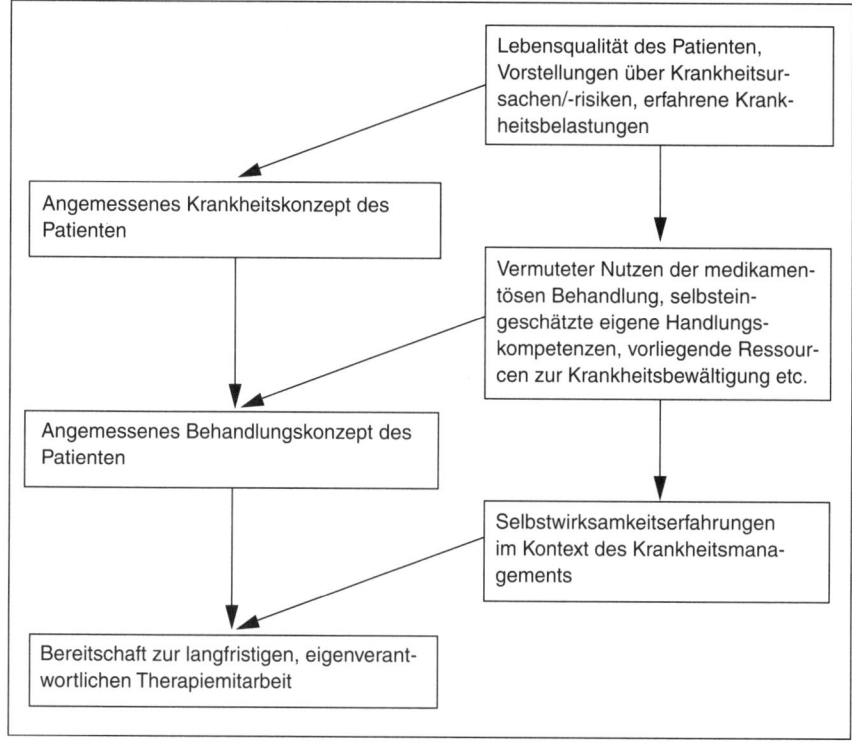

Das Krank-
heits- und
Behandlungs-
konzept des
Patienten be-
stimmen das
Krankheits-
management

Abbildung 5:
Ausgewählte Merkmale, die die Qualität des Krankheitsmanagements beeinflussen.

3.1 Behandlungsanforderungen und psychosoziale Belastungen

In einer Systematik möglicher Behandlungsanforderungen definieren McNabb, Wilson-Pessano und Jacobs (1986) drei Ziele für ein erfolgreiches Asthma-Management bei Kindern (vgl. auch Tab. 5):

– *Prävention:* Verhindern von asthmatischen Reaktionen,

– *Intervention:* Umgang mit beginnender Atemnot oder einem beginnenden Asthmaanfall und

– *kompensatorisches Verhalten:* Anpassung an die generellen Lebensbedingungen.

Prävention,
Intervention
und kompen-
satorisches
Verhalten als
Ziele des
Asthma-Ma-
nagements

Auf der Basis dieser Ziele, die natürlich nicht nur für asthmakranke Kinder, sondern generell für alle Asthmatiker zutreffen, lassen sich konkrete Fertigkeiten des Krankheitsmanagements ableiten. So bezieht sich die Prävention auf das Vermeiden von Allergenen, die Kontrolle auslösender Emotionen etc. (vgl. Tab. 5).

Tabelle 5:
Behandlungsanforderungen beim Asthma
(modifiziert nach McNabb, Wilson-Pessano & Jacobs, 1986).

Ziele	Fertigkeiten
Prävention: Verhindern von asthmatischen Reaktionen	– Meiden von Allergenen (Tierhaare etc.), – Kontrolle von Asthma auslösenden Emotionen (Ängste, Ärger etc.), – präventive Einnahme von Medikamenten, – Verhinderung von Atemnot und Asthmaanfällen durch Selbstkontrolle.
Intervention: Umgang mit beginnender Atemnot und Asthmaanfällen	Handlungen zu Beginn einer asthmatischen Reaktion, das heißt der Patient – nimmt Medikamente ein (z. B. verwendet er ein Dosieraerosol), – kontrolliert die Atmung oder führt Atemübungen durch, – nimmt eine atemerleichternde Stellung ein, – ruht sich aus oder führt Aktivitäten aus, die körperlich nicht anstrengend sind und – macht Entspannungsübungen. Unabhängig von der Schwere und dem Verlauf der asthmatischen Reaktion muß – entschieden werden, ob Hilfe nötig ist und wann – eine weitergehende Maßnahme erfolgen soll, wenn die plötzlich aufgetretene Atemnot nicht gebessert werden konnte. Der Patient – entwickelt selbständig oder erfragt individuell angemessene Maßnahmen; – bewahrt während der asthmatischen Reaktion Ruhe, indem er auftretende Emotionen kontrolliert, sich entspannt und mit den weiteren Schritten wartet, bis die Medikamente ihre Wirkung entfalten können.
Kompensatorisches Verhalten: Anpassung an die generellen Lebensbedingungen	Der Patient setzt sich mit Bezugspersonen über sein Asthma auseinander, das heißt er – diskutiert mit ihnen über die Krankheit, – erklärt ihnen die damit verbundenen Einschränkungen, – sucht und akzeptiert ihre Unterstützung. Der Patient bewältigt sein Asthma eigenverantwortlich, das heißt er – strebt nachdrücklich danach, das Auftreten von Symptomen oder deren Verschlimmerung zu verhindern und – vertraut auf die eigenen Ressourcen. Der Patient ist entschlossen, die eigenen Möglichkeiten zu erweitern, indem er – an sportlichen Aktivitäten teilnimmt, – körperliche Kondition aufbaut und – Alternativen entwickelt, um seine asthmabedingten Einschränkungen zu überwinden. Der Patient kooperiert, auch bei unangenehmen Anforderungen, mit dem Arzt. Er setzt das Asthma nicht dazu ein, andere damit zu beeinflussen oder deren Aufmerksamkeit zu erlangen.

30

Dem Asthmatiker steht ein großes Repertoire von Möglichkeiten zur Verfügung, wenn es darum geht, asthmatische Reaktionen zu beeinflussen. Eine ganze Reihe von Behandlungsmaßnahmen, von der medikamentösen Bedarfstherapie, Atemtherapie, dem Einsatz von Entspannungsverfahren bis hin zum Aktivieren von (not)ärztlicher Hilfe, können vom Asthmatiker selbständig umgesetzt werden. Der Patient sollte jedoch Kriterien an die Hand bekommen oder über einschlägige Erfahrungen verfügen, die es ihm ermöglichen, diese Interventionsschritte abgestuft, das heißt der Ausprägung der aktuellen Krise entsprechend, zu initiieren.

Ein eigenverantwortliches Asthma-Management ist möglich

Die Fertigkeiten, die nötig sind, um kompensatorisches Verhalten zu entwickeln, erfordern vom Patienten ein noch höheres Ausmaß an Selbstreflexion und Eigeninitiative als die erstgenannten Ziele. So ist es unter Umständen psychologisch schwierig, die Erkrankung auf der einen Seite eigenverantwortlich zu bewältigen und auf der anderen Seite Bezugspersonen, um soziale Unterstützung zu bitten und diese zu akzeptieren. Ebenso anspruchsvoll ist es, die asthmabedingten Einschränkungen (z. B. im Rahmen der medikamentösen Behandlung) zu akzeptieren und durch sportliche Aktivitäten soviel Normalität (= körperliche Belastungsfähigkeit) wie möglich wiederherzustellen.

Diese Liste mit Zielen und differenzierten Behandlungsanforderungen kann zugleich als „Fahrplan" einer gelungenen Asthma-Patientenschulung dienen; somit werden die nachfolgenden Kapitel noch mehrfach auf die Zusammenstellung in Tabelle 5 zurückkommen.

Die Patientenschulung hilft, komplexe Behandlungsanforderungen zu bewältigen

3.2 Compliance und Compliance-Förderung

Unter Compliance versteht man die Bereitschaft und Fähigkeit des Patienten, an der Behandlung seiner (chronischen) Erkrankung aktiv mitzuwirken. Der ursprüngliche Compliance-Begriff ging davon aus, daß der Patient seinem Arzt gegenüber „gehorsam" ist. Diese asymmetrische Sicht darf als überholt gelten, da sie auf einem Konzept des unmündigen Patienten basiert, der einfache „Befehle" im Rahmen der Behandlungsanforderungen umsetzen soll. Dem eigenverantwortlichen Handeln des Patienten wird dabei kein Stellenwert eingeräumt. Dennoch wird von chronisch Kranken eine langfristige Compliance gefordert, die eine lebenslange Motivation und – bezogen auf die vielfältigen Behandlungsanforderungen – eine flexible Entscheidungskompetenz voraussetzt.

Compliance wird durch eine gute Arzt-Patienten-Kooperation hergestellt

Wie schon erwähnt, weist kaum eine chronische Krankheit – wenn man von der Hypertonie absieht – so geringe Compliance-Raten auf wie das Asthma (vgl. Bergmann & Petermann, 1998). Eine so geringe Mitarbeitsbereitschaft ist nur dadurch zu erklären, daß viele Asthmatiker ihre Krankheit nicht ernst genug nehmen oder ein unangemessenes Krankheitsmodell besitzen (vgl. Mühlig et al., 1997). So glauben die meisten Asthmatiker nicht, daß man an Asthma sterben kann; im Regelfall können sie auch den Schweregrad ihrer Erkrankung nicht richtig einschätzen, was zusätzlich zu einem leichtfertigen Umgang mit der Medikation verführt. Da die Vorboten und Hinweisreize von sich anbahnenden asthmatischen Reaktionen vielfach nur ungenau beobachtet oder fehlgedeutet werden, wird der Zeitpunkt des angemessenen Einsetzens der Bedarfsmedikamente verpaßt. Eine weitere Erklärung für die niedrige Compliance-Rate ist, daß Asthmatiker den Nutzen ihrer Therapie gering einschätzen oder die komplexen Behandlungsanforderungen (z. B. ein mehrmaliges Inhalieren pro Tag) nicht akzeptieren. Die hohe Mortalität des Asthmas liegt wahrscheinlich ebenfalls darin begründet, daß die meisten Patienten das Risiko lebensbedrohlicher Komplikationen unterschätzen.

Die meisten Asthmatiker können ihren Schweregrad nicht richtig einschätzen

Sicherlich haben viele Patienten auch Angst vor den Nebenwirkungen der medikamentösen Dauertherapie, vor allem, wenn diese eine Cortison-Behandlung einschließt. Ein hoher Prozentsatz der Asthmatiker äußert Befürchtungen und Vorbehalte gegenüber der Einnahme von Cortison (vgl. Noeker, 1997). Viele Patienten nahmen die verordneten Medikamente nicht oder nicht korrekt ein.

Die Befürchtungen der Patienten gegenüber inhalativen Cortison-Medikamenten sind weitgehend unbegründet und basieren auf zwei Mißverständnissen:

– der Übertragung von erlebten Nebenwirkungen der systemischen (oralen) Cortison-Behandlung auf inhalative Präparate und

– einer durch die Medien verbreiteten generellen Verunsicherung gegenüber Cortison (Osteoporose, Gewichtszunahme etc.; vgl. Abschnitt 5.3).

Cortison-angst – das Thema der Klinischen Psychologie

Solche behandlungsbezogenen Ängste stellen eine wesentliche Herausforderung einer langfristigen Patientenbetreuung (Patientenberatung) dar, die die Mitwirkung des Klinischen Psychologen erforderlich macht.

Noeker (1997) erstellte einen Leitfaden, aufgrund dessen die langfristige Compliance optimiert werden kann. Die hierfür notwendigen Schritte berücksichtigen einen sensiblen Umgang mit den Behandlungsängsten der Asthmatiker und berücksichtigen verhaltenstherapeutische Prinzipien zum Aufbau und Erhalt einer langfristigen Kooperation im Rahmen der Behandlung. Auch wenn Klinische Psychologen nicht für die medikamentöse Behandlung des Asthmas verantwortlich sein können, bildet das Management der Cortisonangst ein zentrales psychologisches Thema. Die von Noeker (1997) empfohlenen Arbeitsschritte unterstreichen dies eindrücklich. Sie umfassen:

Behandlungs-ängste (Cortison-ängste) sensibel explorieren

– Exploration von Cortisonängsten,

– Patientenaufklärung zum Thema „Cortison",

32

- Behandlungsvereinbarung ("contracting") und
- Langzeitbetreuung.

Exkurs 4: Aufbau und Aufrechterhaltung einer langfristigen Compliance im Rahmen der Cortison-Behandlung

1. Exploration von Cortisonängsten

- Beim Vorstellen der inhalativen Cortison-Behandlung aufmerksam auf skeptische Bemerkungen oder nonverbale Zeichen einer Ablehnung achten.

- Diese Reaktionen direkt und offen ansprechen ("Ich sehe, daß Sie das Gesicht verziehen, wenn ich Ihnen eine Cortison-Behandlung vorschlage.") und konkretisieren ("Was macht Ihnen am meisten Sorgen bei dem Gedanken, ein Cortison-Medikament zu inhalieren?").

- Gegebenenfalls vorausgegangene Erfahrungen mit Cortison erfragen und die Schlußfolgerungen herausarbeiten, die der Patient für sich gezogen hat.

2. Patientenaufklärung zum Thema „Cortison"

- Unter Bezug auf die vom Patienten berichteten Erfahrungen und Ängste den Unterschied zwischen systemischer (oraler) beziehungsweise topischer (inhalativer) Anwendung von Cortison herausstellen – sowohl mit Blick auf die deutlich verbesserte therapeutische Wirksamkeit als auch auf das gleichzeitig deutlich reduzierte Nebenwirkungsrisiko.

Auf die Unterschiede zwischen oralen und inhalativen Cortison-Präparaten hinweisen

- Erläuterung der spezifischen Wirkungsweise von Cortison-Medikamenten in Abgrenzung zu den vertrauten bronchienerweiternden Medikamenten:
  - Prophylaktischer Einsatz (Cortison) versus akuter Einsatz (bronchienerweiternde Medikamente),
  - kausale Behandlung des Entzündungsprozesses durch Cortison versus Linderung des Asthmaanfalls durch bronchienerweiternde Medikamente,
  - Langzeitwirkung, die besondere Aufmerksamkeit benötigt, um wahrgenommen zu werden versus direkt erfahrbare Beschwerdelinderung, die vom Asthmatiker besonders positiv erlebt wird.

- Herausstellen, daß die Empfehlung zu einer inhalativen Cortison-Behandlung nicht nur die persönliche Überzeugung des Arztes widerspiegelt, sondern den weltweiten Richtlinien und Empfehlungen ausgewiesener Asthmaexperten entspricht.

3. Behandlungsvereinbarung („contracting")

**Klare Verein-
barungen
treffen**

- Offen ansprechen, daß manche Patienten im Verlauf der Dauerbe-handlung - ohne Rücksprache mit ihrem Arzt - in der Regelmäßigkeit ihrer Inhalationen nachlassen. Wichtige Gründe dafür sind, daß sie die objektiven Wirkungen der Behandlung subjektiv nicht deutlich genug spüren oder daß sie tatsächliche oder vermeintliche Neben-wirkungen erleben. Dieses direkte Ansprechen möglicher Schwie-rigkeiten ist besonders bei Patienten mit ausgeprägten Compliance-Risikofaktoren wichtig.

- Betonen, daß die wechselseitige Offenheit bei der Therapiedurch-führung eine wichtige Voraussetzung für eine optimale Behandlung darstellt.

- Betonen, daß die Behandlungseffekte sowohl vom Arzt als auch vom Patienten regelmäßig beobachtet und registriert werden sollten, um den Behandlungserfolg zu überprüfen und zu würdigen. Ärztliche Diagnostik wie auch Selbstbeobachtung durch den Patienten bilden gleichermaßen die Grundlage für die weitere Therapiesteuerung.

**Selbst-
beobachtung
auf vier
Ebenen**

- Einführung der Selbstbeobachtung und Protokollierung auf vier Ebe-nen *(„self-monitoring")*:
  - Durchgeführte Inhalationen,
  - Asthmabeschwerden,
  - Peak-Flow-Werte und
  - Befindlichkeitsänderungen, die der Patient auf die Cortison-Be-handlung zurückführt.

- Den Patienten erkennbar und eindeutig ermutigen, fehlende Proto-kolleinträge nicht zu schönen, sondern offenzulassen.

- Bei Patienten mit ausgeprägten Cortisonängsten und / oder ausge-prägten Compliance-Risikofaktoren: Vereinbarungen nur für einen begrenzten Zeitraum (z. B. zwei Monate) treffen, um gemeinsam kon-krete Erfahrungen mit der Behandlung zu sammeln, die als Grundla-ge für weitere Therapieentscheidungen dienen können.

- Gemeinsam mit dem Patienten nach täglich wiederkehrenden Situa-tionen suchen, an die die Inhalationspraxis zeitlich-räumlich gekop-pelt werden kann (= klassische Konditionierung oder Premack-Prin-zip).

- Verhaltensnahe Hinweise geben, wie der Patient soziale Unterstüt-zung mobilisieren kann („Könnten Sie zu Hause Ihren Partner bitten, Sie an die Inhalation zu erinnern, falls Sie es vergessen sollten?").

34

4. Langzeitbetreuung

- Die Selbstbeobachtungsprotokolle aufmerksam durchsprechen und zur Interpretation des Beschwerdeverlaufs heranziehen, um das Behandlungsregime zu bestätigen oder zu modifizieren.

Selbst-beobachtungs-protokolle besprechen

- Im Falle von berichteten Nebenwirkungen folgendes erwägen:
  - Anpassung des Behandlungsplans (z. B. Dosisreduktion, Präparatwechsel),
  - ergänzende Behandlung von Nebenwirkungen,
  - Kontrolle der Inhalationstechnik und des Spacergebrauchs durch direkte Beobachtung sowie
  - im Falle von Befindlichkeitsstörungen, die wahrscheinlich nichts mit der Cortison-Behandlung zu tun haben, diese mit dem Patienten besprechen und Hinweise zur Einordnung anbieten.

- Im Falle einer immer unregelmäßigeren Inhalationspraxis:
  - kein Moralisieren, da dies die zukünftige Mitteilungsbereitschaft reduzieren würde,
  - gemeinsam mit dem Patienten konkrete Alltagssituationen der Inhalationspraxis auf Barrieren der Compliance hin untersuchen („Wenn Sie an die drei oder vier letzten Situationen denken, was hat Sie daran gehindert, Ihre Inhalationen durchzuführen? Bestehen neue Ängste bezüglich der Behandlung? Wie lauten die Meinungen anderer Personen, oder gab es wertende Bemerkungen? Kamen neue konfligierende Anforderungen hinzu oder wurde die Inhalation einfach vergessen?").

Alltags-situationen auf Compliance-Barrieren untersuchen

- In Abhängigkeit von den identifizierten Barrieren der Compliance
  - negative, dysfunktionale Gedanken herausfinden, verbalisieren, kritisch diskutieren (vgl. Schritt 1) und die spezifische Wirkungsweise inhalativer Cortison-Medikamente erneut erläutern (vgl. Schritt 2),
  - soziale Unterstützung sichern,
  - hilfreiche und selbstsichere Antworten vorformulieren, die vor abwertenden Beurteilungen des sozialen Bezugsfeldes zum Thema „Inhalation" schützen und
  - die Inhalationspraxis besser auf Alltagsroutinen abstimmen (Einbauen von Erinnerungshilfen).

4 Interdisziplinäre Behandlungsansätze

In diesem Kapitel sollen einige interdisziplinäre Ansätze der Asthmabehandlung skizziert werden, wobei der Schwerpunkt auf die Atem- und
Sporttherapie gelegt werden soll. Die psychologischen Ansätze zur Unterstützung der Krankheitsbewältigung und das Vorgehen zur Patientenschulung werden in den darauffolgenden Kapiteln bearbeitet. Alle Förder- und
Schulungsansätze dienen einem optimierten Krankheitsmanagement, das
heißt mit dem Patienten werden sehr praxisnah Bewältigungshilfen eingeübt und erprobt. Die Übungen können dabei als potentielle Bestandteile
einer verhaltenspsychologisch orientierten, interdisziplinären Patientenschulung definiert werden. In diesem Kontext bildet auch die berufliche
Förderung eine interdisziplinäre Maßnahme zur Integration oder Rehabilitation des Asthmatikers.

Um den verhaltenspsychologischen Rahmen zu konkretisieren, soll zunächst ein Asthma-Anamnese-Bogen vorgestellt werden, der die psychosoziale Lebenssituation des Asthmas erfaßt. Solche personbezogenen Informationen bilden eine unabdingbare Voraussetzung für eine effektive Betreuung des Patienten durch den Atem- oder Sporttherapeuten, Diplom-
Psychologen oder Förderlehrer/Ausbilder.

4.1 Anamnese und Verhaltensanalyse

Jeder Therapeut sollte beim Erstkontakt mit dem Patienten in einem Gespräch abklären, welche körperlichen und psychosozialen Belastungen vorliegen. Vor diesem Hintergrund wurde von mir – auf dem Hintergrund prak-
tischer Erfahrungen – ein sogenannter Asthma-Anamnese-Bogen entwik-
kelt. Dieser Bogen umfaßt 15 Fragenbereiche und bezieht sich auf die körperlichen und psychosozialen Belastungen, Merkmale des bisherigen
Krankheitsmanagements und spezifische Ressourcen und Risiken (z. B.
Rauchen) des Asthmatikers; er soll der groben Orientierung dienen und ist
im Anhang (S. 88 f.) abgedruckt. Mit diesem Bogen kann in zweifacher
Weise verfahren werden:

Erstens kann man krankheits- und behandlungsbezogene Aspekte abklären, indem man das Gespräch anhand der aus dem Asthma-Anamnese-Bogen abgeleiteten Asthma-Check-Liste (s. gelbe Karte im Anhang zu diesem
Buch) durchführt. Auf diese Weise gelingt es, in circa zehn Minuten wesentliche Informationen zu erhalten; unter Umständen ist es auch möglich,

dem Asthmatiker anschaulich zu verdeutlichen, welche Aspekte beim Krankheitsmanagement besonders bedeutsam sind. In diesem Kontext sollte vor allem den Fragen, die die persönlichen Auslöser, das bisherige Krankheitsmanagement und die diesbezüglichen Ressourcen des Patienten betreffen (vgl. die Fragen 9, 11, 14, 15), eine besondere Aufmerksamkeit geschenkt werden. Vielfach erhält man dadurch noch zusätzlich Hinweise auf die Kooperationsbereitschaft des Patienten.

Zweitens kann man mit dem differenzierter ausformulierten Asthma-Anamnese-Bogen die aktuelle Befindlichkeit des Patienten abklären. Dieser Bogen zielt darauf ab, die Auslösebedingungen, die Symptome (asthmatische Reaktionen) und die Bewältigungsversuche des Patienten auf der einen Seite differenziert zu erfassen und auf der anderen Seite asthmatische Reaktionen beziehungsweise gelungene/mißlungene Bewältigungsversuche nach dem Schema der Verhaltensanalyse zu bearbeiten. Einige Beispiele einer solchen verhaltensanalytischen Fragetechnik sind in Kasten 3 dargestellt.

Asthma-Anamnese-Bogen

Im Gegensatz zur reinen Abklärung der Belastungen mithilfe des differenzierten Asthma-Anamnese-Bogens soll der Patient durch das verhaltensanalytische Konkretisieren und Nachfragen von Krankheitssituationen funktionale Zusammenhänge zwischen Anforderungen / Belastungen und asthmatischen Reaktionen erkennen und dabei letztlich die Erfahrung machen, daß er sein Krankheitsmanagement in einem erheblichen Umfang selbst beeinflussen kann.

Die verhaltensanalytische Fragetechnik verdeutlicht dem Patienten, wie er sein Asthma beeinflussen kann

Kasten 3:
Beispiel für eine Verhaltensanalyse asthmatischer Reaktionen.

1. **Tritt anfallsartige Atemnot vermehrt auf?**
   – Peak-Flow-Werte fallen niedriger aus
   – bronchienerweiternde Bedarfsmedikamente müssen häufiger eingesetzt werden

2. **Wann haben die Beschwerden besonders stark zugenommen?**
   – morgens
   – tagsüber, bei körperlichen Anstrengungen
   – tagsüber, bei Streß am Arbeitsplatz
   – nachts: häufiges Erwachen wegen Atemnot

3. **Welche Vorboten eines Asthmaanfalls waren frühzeitig erkennbar?**
   – Husten
   – Engegefühl in der Brust
   – Stechen in der Brust usw.

Die Verhaltensanalyse strukturiert die Symptomwahrnehmung des Patienten

4. **In welchen Situationen nahmen die Beschwerden zu?**
   – Sport und körperliche Belastungen
   – psychische Belastungen (Angst, Wut, Streß)
   – positive Emotionen (Freude, Lachen)
   – unspezifische Auslöser (z. B. intensive Gerüche, kalte Luft, Rauch)
   – Kontakt mit allergischen Auslösern (Pollen, Milben, Pilze, Tierhaare, Federn)

5. Wie haben sich die Peak-Flow-Werte geändert?
 – Schwankungen/Abfall bis maximal 20 %
 – Schwankungen/Abfall um mehr als 20 %
 – abfallende Tendenz über die letzten Tage

6. Was dachten Sie, als die Beschwerden zunahmen?
 – „Ich habe mich beruflich übernommen!"
 – „Ich denke, das schlechte Wetter ist schuld daran!"
 – „Ich hätte besser auf die Auslöser achten sollen!"
 – „Ich fühle mich mit dem Asthma allein gelassen!"
 – „Ich sollte zukünftig doch besser auf meinen Arzt hören!"
 – „Ich glaube, daß mir meine „Psyche" einen Streich spielte!"

7. Durch welche Maßnahmen konnten die Peak-Flow-Werte normalisiert werden?
 – bronchienerweiternde Bedarfsmedikamente
 – atemerleichternde Körperstellungen
 – die ärztliche Verordnung wurde geändert
 – andere Maßnahmen (z. B. Sporttherapie, ambulante Rehabilitation)

4.2 Atemtherapie

Atemtherapie eine Form der Selbsthilfe

Das zentrale Anliegen der Atemtherapie besteht darin, dem Patienten Techniken zur Selbsthilfe an die Hand zu geben, um asthmatische Reaktionen zu verhindern oder besser bewältigen zu können. Ergänzend zur Patientenschulung kann hierdurch das Selbstmanagement auf der konkreten Handlungsebene verbessert werden. In das Methodenrepertoire der Atemtherapie gehören auch klinisch-psychologische Verfahren wie die Progressive Muskelentspannung.

Die verschiedenen Techniken und Übungen zur Atemtherapie werden in der Regel von Physiotherapeuten in Reha-Kliniken oder in freier Praxis als Einzel- oder Gruppenmaßnahmen angeboten. Ambulante Atemtherapiegruppen werden häufig von Selbsthilfeeinrichtungen organisiert.

Sehr vereinfachend formuliert verfolgt die Atemtherapie bei der Behandlung des Asthmas vier Ziele:
 – Sie möchte Ängste in Situationen verringern, in denen Atemnot auftritt;
 – es sollen Hilfen angeboten werden, mit denen das Ein- und Ausatmen erleichtert wird, um so einer Überblähung der Lungenbläschen (Alveolen) entgegenwirken zu können;
 – der anfallsinduzierte Husten soll verhindert und
 – die Atemmuskelkraft verbessert werden.

Im weiteren werden einige atemtherapeutische Arbeitsweisen erläutert, die auch im psychotherapeutischen Kontext bedeutsam sein können.

38

Eine sehr häufig eingesetzte *Atemhilfstechnik* bildet die *Lippenbremse* (vgl. Kasten 4). Diese dient einer verbesserten Ausatmungstechnik und trägt auf diese Weise dazu bei, die Angst vor einer auftretenden Atemnot zu reduzieren.

Kasten 4:
Eine verbesserte Ausatmung durch die Lippenbremse.

Bei der Lippenbremse lernt der Asthmatiker, langsam gegen die locker aufeinanderliegenden und leicht geöffneten Lippen auszuatmen; auf diese Weise wird die Ausatmungsphase verlängert. Durch das Ausatmen gegen den Widerstand werden die Atemwege weitgehalten. Zum praktischen Einüben, zum Beispiel mit asthmakranken Kindern, kann man die Atemtechnik durch eine Spielsituation vermitteln. Man bittet die Kinder darum, beim Pusten von Seifenblasen möglichst große Seifenblasen zu erzeugen. Die Technik des „Seifenblasens" entspricht ziemlich genau der Lippenstellung, die zum Erlernen der Lippenbremse eingeübt werden soll.

Zentral bei der Lippenbremse ist, daß die Luft nicht krampfhaft herausgepreßt wird, da sich die Bronchien auf diese Weise noch mehr verengen. Wichtig ist demnach ein entspanntes, ruhiges Ausatmen, wobei die Phase der Ausatmung länger dauert als die der Einatmung. Bei der Übung muß insgesamt ein gleichmäßiger Rhythmus beim Ein- und Ausatmen angestrebt werden.

Lippen-bremse

Die Lippenbremse bewirkt, daß der Patient das eingeatmete Luftvolumen und Teile der in der Lunge zurückgehaltenen Luft leichter ausatmen kann. Auf diese Weise reduziert sich die Gefahr, daß bei Belastung oder im Asthmaanfall eine Überblähung auftritt.

Atem-erleichternde Körperstel-lungen

Eine weitere atemtherapeutische Methode möchte dem Asthmatiker atemerleichternde Körperstellungen vermitteln, mit denen die Atemmuskulatur des Brustkorbs entlastet werden kann. Solche Körperstellungen sind zum Beispiel der Kutschersitz und das Abstützen oder Ablegen der Arme auf einen Tisch oder ein Treppengeländer (vgl. Abb. 6). Beim Kutschersitz wird zum Beispiel das Gewicht des Schultergürtels durch die senkrecht stehenden Arme gehalten und so eine Entlastung erreicht. Jeder Patient soll diejenige atemerleichternde Stellung wählen, die ihm vertraut und angenehm ist, um sich so im Notfall besser beruhigen und entspannen zu können. Insgesamt wird durch atemerleichternde Körperstellungen die Atemarbeit vermindert und durch den verbesserten Einsatz der Atemhilfsmuskulatur die Ausatmung gefördert.

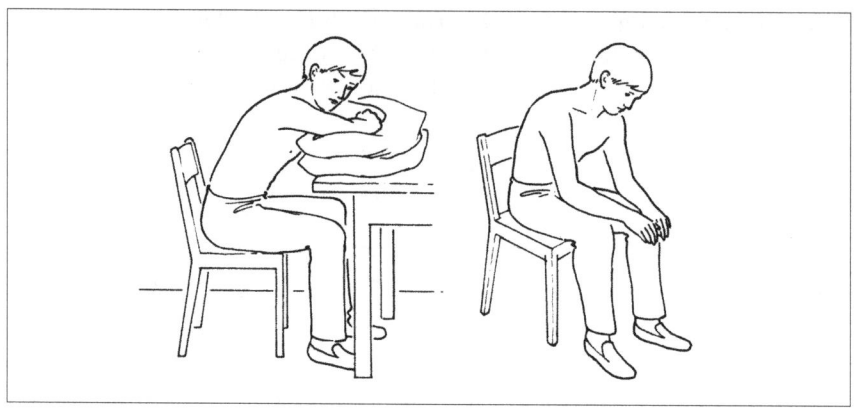

Abbildung 6:
Beispiele für atemerleichternde Körperstellungen (aus Cegla, 1992, S. 131).
Erläuterung: a) Auflegen des Oberkörpers auf einen Tisch (links);
b) Kutschersitz (rechts)

Reizhusten vermeiden: Optimale Hustentechnik anwenden

Ebenfalls in das Repertoire der Atemtherapie gehört das Erlernen einer optimalen Hustentechnik. Hierunter versteht man das effektive Abhusten des Schleimes und das Training zur Vermeidung unproduktiven Reizhustens. Folgende Verhaltensweisen werden erlernt:

- Speichelschlucken,
- Luft zwischen den Hustenanfällen anhalten,
- Konzentration auf die Wahrnehmung von Rippen- und Bauchbewegungen,
- den Hustenkitzel anhalten,
- möglichst kurz gegen die geschlossenen Lippen anhusten sowie
- Sekretabgabe durch Räuspern.

Eine ausführliche und gut lesbare Einführung in diesen Themenkreis liegt von Cegla (1992) vor.

4.3 Sporttherapie

Vermeiden von Sport wirkt sich ungünstig aus

Viele Asthmatiker gehen davon aus, daß sie aufgrund ihrer Erkrankung keinen Sport treiben können. Asthmakranke Kinder und Jugendliche werden sogar vielfach vom Sportunterricht befreit und meiden auch den Freizeitsport. Diese Tendenz zur Vermeidung körperlicher Aktivitäten verschlimmert jedoch die körperliche und sozial-emotionale Situation des Asthmatikers. Vor diesem Hintergrund bildet die Sporttherapie, das heißt die angeleitete körperliche Betätigung und Belastung, einen zentralen Bestandteil einer erfolgreichen Rehabilitation.

40

Die Bedeutung der Sporttherapie ist darin zu sehen, daß durch eine verbesserte körperliche Fitneß die Atemnotschwelle positiv beeinflußt wird. Durch ein körperliches Training steigt die Herz-Kreislauf-Leistung an, wodurch die Atemarbeit effektiver wird. Die Atemtiefe verbessert sich und die Atemfrequenz sinkt. Mithilfe der optimierten Atmung wird die Auskühlung und Austrocknung der Atemwege reduziert, wodurch körperliche Anstrengungen bewältigt werden können, ohne daß es zu einem Asthmaanfall kommt. Im Alltag erweitert sich der Aktionsradius des Asthmatikers, und das Selbstvertrauen und das Vertrauen in die körperliche Leistungsfähigkeit werden erhöht. Auf die Prinzipien und die praktische Umsetzung der Sporttherapie gehen Lecheler, Biberger und Pfannebecker (1997) ausführlich ein. Einige dieser Prinzipien sollen im weiteren erläutert werden.

Verbesserte körperliche Fitneß erhöht die Atemnotschwelle

- *Einige Prinzipien der Sporttherapie.* Bei Patienten, die keine medikamentöse Dauertherapie durchführen oder bei denen diese nicht genügt, um einen belastungsinduzierten Asthmaanfall zu verhindern, muß mit dem Arzt eine Prämedikation besprochen werden. Hierfür eignet sich DNCG, ein Beta-Sympathomimetikum oder eine Kombination aus beiden. Nach Lecheler et al. (1997, S. 87) haben sich zwei Hübe aus einem Dosieraerosol zehn Minuten vor der körperlichen Betätigung als Prämedikation bewährt.

Vor körperlicher Anstrengung ist eine Prämedikation möglicherweise nötig

Auf die spezifische oder unspezifische *Allergenkonzentration* (z. B. Pollen, Kälte, Staub) ist bei der Wahl der Sportstätte oder des Geländes zu achten. Pollenallergiker sollten bei hoher Allergenbelastung keinen Sport im Freien treiben. Bei Temperaturen unter –5°C und/oder bei Nebel sollte kein Sport, vor allem kein Ausdauersport (z. B. Langlauf) erfolgen.

Für die körperliche Betätigung sind nicht alle *Sportarten* im gleichen Ausmaß geeignet. So wirkt Dauerlauf stärker asthmaauslösend als Radfahren. Nicht unwesentlich bei der körperlichen Betätigung sind die Umgebungsfaktoren, vor allem die Temperatur und Luftfeuchtigkeit. Schwimmen im temperierten Wasser ist aus diesem Grund besonders empfehlenswert. Reine Kraft- und Kampfsportarten sollen gemieden werden, da sie verstärkt Anstrengungsasthma auslösen können.

Geeignete Sportarten auswählen

Eine körperliche Betätigung setzt eine relativ stabile Lungenfunktion mit einem Peak-Flow-Wert von mindestens 80 % des individuellen Bestwertes voraus. Bei allen körperlichen Betätigungen sollte daher ein *Peak-Flow-Meter* verfügbar sein und regelmäßig eingesetzt werden. Auf diese Weise kann ein drohendes Anstrengungsasthma frühzeitig erkannt und die körperliche Belastung dementsprechend angepaßt werden. Der aktuelle Zustand sollte am besten vor der körperlichen Betätigung mit dem Peak-Flow-Meter festgestellt und gegebenenfalls – nach ärztlicher Anweisung – ein bronchienerweiterndes Medikament eingenommen werden. Auch während und nach der körperlichen Belastung sollten Peak-

Das Peak-Flow-Meter dient der Überwachung der Lungenfunktion

Flow-Messungen erfolgen, wobei bei einem Absinken des Wertes um mehr als 10 % eine Pause eingelegt beziehungsweise ein bronchienerweiterndes Medikament genommen werden sollte.

15minütige Aufwärmphase

Jeder körperlichen Betätigung sollte eine Aufwärmphase von ungefähr 15 Minuten vorausgehen. Man unterscheidet zwischen einem allgemeinen und einem speziellen Aufwärmtraining. Das allgemeine Aufwärmen soll das Herz-Kreislauf-System und die Atmung aktivieren und die Muskulatur „aufwärmen". Hierfür wird eine intervallartige Belastung empfohlen, das heißt ein Wechsel zwischen zügigem Laufen und Gehen. Es eignet sich auch ein Aufwärmen mit ansteigender Intensität. Das spezielle Aufwärmen soll Verletzungen der Muskeln, Sehnen und Bänder vorbeugen und erfolgt über Dehnungs- und Lockerungsübungen.

Abklingphase verringert asthmatische Reaktionen nach körperlichen Aktivitäten

Die sportlichen Aktivitäten sollen durch eine Abklingphase beendet werden, die *Erholungs- und Wiederherstellungsprozesse* einleitet und beschleunigt. Eine Belastungsreduktion, zum Beispiel durch Lockerungsübungen soll das Herz-Kreislauf-System aktiv auf die Belastungswerte bringen, die vor der körperlichen Belastung vorlagen. Die Abklingphase verringert die Gefahr oder verhindert, daß möglicherweise erst zehn bis 15 Minuten nach der Belastung asthmatische Reaktionen auftreten. In die Abklingphase sollten deshalb auch Atemübungen (z. B. die Lippenbremse) und/oder atemerleichternde Körperstellungen integriert werden.

Mit solchen Übungen vertieft die Sporttherapie Inhalte der Patientenschulung und gibt Beispiele dafür, wie verhaltenspsychologische Elemente hervorragend im Alltag umgesetzt werden können. Seit den achtziger Jahren werden *ambulante Asthmasportgruppen* gegründet und als eine Form der ambulanten Rehabilitation, zum Beispiel von Sportvereinen, angeboten. Die Finanzierung erfolgt über Zuschüsse der gesetzlichen Versicherungsträger.

Sporttherapie verringert die Gefahr eines anstrengungsbedingten Asthmaanfalls

● *Effekte der Sporttherapie.* Die Sporttherapie soll die körperliche Leistungsfähigkeit verbessern und zugleich die Angst vor körperlicher Aktivität beziehungsweise einem anstrengungsbedingten Asthmaanfall reduzieren. In einer Studie von Schmidt, Balke, Nüske, Leistikow und Wiersbitzky (1997) wurden diese Forderungen überprüft. Es zeigte sich, daß sich durch eine sechsmonatige ambulante Sporttherapie bei Kindern mit Anstrengungsasthma unter anderem folgende Effekte erzielen lassen:

– Die koordinativen und konditionellen Fertigkeiten verbesserten sich,

– die bronchiale Hyperreaktivität konnte positiv beeinflußt werden,

– die körperliche Leistungsfähigkeit wurde verbessert und

– die bewegungsbezogene Ängstlichkeit – erfaßt mit einem psychometrischen Test (dem Bilder-Angst-Test) – reduzierte sich bei Hallen- und Wassersport.

42

4.4 Berufliche Fördermaßnahmen

Für jugendliche Asthmatiker können sich große Probleme ergeben, wenn die Berufswahlentscheidung ansteht. Besonders trifft dies für Jugendliche zu, die ein Handwerk erlernen möchten. Von manchen Berufen muß von vornherein abgeraten werden, da sie ein zu hohes Risiko für Asthmatiker darstellen. Dies gilt für alle Berufe mit hoher Allergiebelastung (z. B. in der Landwirtschaft, Bäckerei) oder unspezifischen Auslösern (wie Stäuben oder Gasen, vgl. z. B. Lackierer). Tabelle 6 gibt eine Liste potentieller Auslöser wieder.

Berufsbezogene Auslöser liegen bei vielen Arbeitsplätzen vor

Tabelle 6:
Liste potentieller, berufsbezogener Auslöser (modifiziert nach Rothe, 1998, S. 102).

Substanzen	Berufsgruppen
Weizen- / Roggenmehl	Bäcker, Müller
Wildseide, Flachs, Textilfarbstoffe	Textilarbeiter
tropische Hölzer	Schreiner
Haare / Urin von Kleinsäugern	Tierzüchter, Laboranten
Enzyme (Proteasen)	Angestellte in der Waschmittel-Industrie
Antibiotika, Methyldopa u. ä.	Angestellte in der Pharma-Industrie
Henna, Blondiermittel	Friseur-Berufe
grüne Kaffeebohnen	Kaffee-Röster
Milben, Tierepithelien	Landwirte
Kolophonium (Flußmittel zum Löten)	Elektroindustrie
Formaldehyd	Spanplatten-Produktion, Pathologen
Isozyanate (Härter von 2-Komponenten-Klebern / Lacken und Polyurethan-Schaumstoffen)	Lackierer
Chromsalze	Gerber, Schweißer
Cobalt	Hartmetall-Herstellung

Nur in wenigen handwerklichen Berufen besteht allerdings ein derart hohes Risiko, daß der Beruf nicht gewählt werden kann oder aufgegeben werden muß. Die meisten Berufe bilden eine kalkulierbare Belastung für den Asthmatiker. Um jedoch folgenschwere Fehlentscheidungen zu verhindern, bieten die Arbeitsämter in der Phase der Berufswahlentscheidung unterschiedliche *Förderprogramme* an:

- Sind die Jugendlichen berufswahl- und ausbildungsreif, genügen kurze Förderprogramme (maximal bis 4 Wochen).

- Bei Jugendlichen, die ausbildungsreif sind, jedoch noch nicht berufswahlreif, kann eine dreimonatige Maßnahme zur Berufsfindung erfolgen.

- Manche Asthmatiker sind weder berufswahl- noch ausbildungsreif. In diesen Fällen sieht das Arbeitsförderungsgesetz (AFG) einen ganzjähri-

Berufliche Fehlentscheidungen können durch Förderprogramme verhindert werden

43

gen Förderlehrgang vor. Während dieses Jahres wird nicht nur ein in der Berufsfindungsphase gewählter Beruf langfristig getestet, sondern es werden auch therapeutische Schritte unternommen, damit der asthmakranke Jugendliche überhaupt die Ausbildungsreife erlangt. Eine psychologische Diagnostik und Förderung nimmt dabei einen zentralen Stellenwert ein.

Die beschriebenen Maßnahmen werden von Spezialeinrichtungen, wie beispielsweise dem Asthmazentrum in Berchtesgaden, angeboten.

Berufliche Fördermaßnahmen sollten auch von erwachsenen Asthmatikern genutzt werden, die nach einer medizinischen Rehabilitation wieder in das Berufsleben integriert werden sollen (vgl. u.a. Kaiser, Lütke Fremann & Schmitz, 1997). Vor allem durch die enge Verzahnung von beruflicher und medizinischer Rehabilitation wird das Leistungsspektrum von Reha-Maßnahmen zukünftig optimiert werden können.

5 Psychologische Diagnostik und Therapie

Dieses Kapitel beschäftigt sich mit der psychologisch orientierten Lebensqualitätsforschung im Bereich „Asthma" (vgl. Petermann & Bergmann, 1994). Zudem wird auf klinisch-psychologische Konzepte zur Interozeption, das heißt die Wahrnehmung körperbezogener Prozesse und das Angst-Management eingegangen sowie über die Angemessenheit von Entspannungsverfahren kritisch berichtet. Auch werden konkrete Interventionsverfahren, wie das Anti-Streß-Training für Kinder oder Anti-Raucher-Programme, vorgestellt; Überlegungen zum familiären Asthma-Management schließen dieses Kapitel ab.

5.1 Psychologische Diagnostik

Psychologische Diagnostik objektiviert psychosoziale Belastungen

Bei Asthmatikern, wie bei allen chronisch-körperlich Kranken, treten eine Vielzahl von Alltagsbelastungen und psychosozialen Beeinträchtigungen auf, die – wie schon in Kapitel 1 ausgeführt – die Prognose des Asthmas beeinflussen. Es lassen sich zumindest auf acht Ebenen psychosoziale Einflußfaktoren identifizieren:

1. Mangelnde Krankheitsakzeptanz, Laienvorstellungen über das Asthma und seine Behandlung;

44

2. ungünstige Einstellungen im Hinblick auf die eigenen Möglichkeiten, das Asthma zu beeinflussen;

3. eine unpräzise Wahrnehmung körperlicher Symptome;

4. Informations- und Fertigkeitsdefizite im Umgang mit dem Asthma;

5. krankheits- und behandlungsbezogene Ängste;

6. unzureichende Compliance (erfaßt durch Verhaltensmaße; vgl. Bergmann & Petermann, 1998);

7. verringerte Lebensqualität und

8. mangelnde soziale Unterstützung.

Zur Zeit liegen noch nicht für alle diese psychosozialen Bereiche standardisierte Meßverfahren vor. Besonders weit fortgeschritten ist die Diskussion bei der psychometrischen Erfassung der asthmaspezifischen Lebensqualität.

Lebensqualität: Umfassendes Konzept zur multidimensionalen Beschreibung von Belastungen

Einschränkungen der Lebensqualität von Asthmatikern hinsichtlich körperlicher Beschwerden, emotionaler Belastungen und sozialer Beeinträchtigungen lassen sich durch gut geprüfte Erhebungsverfahren erfassen (vgl. Mühlig & Petermann, 1998). In Deutschland liegen einige aus dem angloamerikanischen Sprachraum übertragene Fragebögen vor, die sich sowohl in Evaluationsstudien wie auch in der klinischen Praxis bewährt haben, zum Beispiel

– die *Symptomcheckliste* von Kinsman, Luparello, O'Banion und Spector (1973) in der Version von Richter und Dahme (unveröffentlicht; = Asthma-Symptom-Liste, ASL),

– der *Fragebogen zur Lebensqualität bei Asthma* (FLA) von Petermann und Bergmann (1994), der eine gekürzte und revidierte Fassung des Living with Asthma Questionnaire (LAQ) von Hyland, Finnis und Irvine (1991) darstellt und

– der *„St. George's Hospital"* Fragebogen zu Atemwegsbeschwerden (SGRQ) von Jones, Quirk und Baveystock (1991) in der von Worth (unveröffentlicht) übersetzten Fassung.

Mit der *Asthma-Symptom-Liste (ASL)* können Erscheinungsformen der Atemnot anhand von 25 Aussagen bewertet werden (s. u.). Dem Patienten bleibt es dabei selbst überlassen, ob er seine Einschätzungen auf Vorboten (Engegefühl in der Brust) oder sehr bedrohliche Zustände von Atemnot bezieht. Die mehr oder weniger spezifischen Beschwerden werden global danach bewertet, wie häufig sie auftreten. Dem Patienten wird dazu eine fünfstufige Skala mit den Abstufungen „nie" bis „immer" vorgegeben. Mit

Die ASL kennzeichnet ein auf die Atemnot bezogenes Belastungsprofil

45

diesem Verfahren läßt sich ein auf die Körperwahrnehmung (Atemnot) bezogenes Belastungsprofil erstellen, das sowohl im Rahmen der psychotherapeutischen Behandlung von asthmabezogenen Ängsten als auch zur Indikation von Maßnahmen zur Patientenschulung hilfreich sein kann.

Auch für den deutschen Sprachraum liegen einige Studien vor, bei denen die Asthma-Symptom-Liste eingesetzt wurde. So untersuchte Richter (1988), welche Empfindungen Patienten begleiten, wenn Atemnot auftritt. Die Befragung von 338 Asthmatikern ergab fünf Dimensionen für die Asthma-Symptom-Liste:

– *Nervöse Ängstlichkeit.* 33 % der Befragten fühlten sich ängstlich, beunruhigt, bedrückt, hilflos und hatten Angst, alleine gelassen zu werden.

– *Obstruktive Atembeschwerden.* 85 % der Asthmatiker gaben obstruktive Atemnot an (= erschwerte Atmung, Atemgeräusche, Engegefühl in der Brust, Erstickungsgefühl).

– *Ärgerliche Gereiztheit.* 19 % der Patienten wiesen hohe Werte bei den Aspekten „gereizt", „ärgerlich", „schlecht gelaunt", „aufbrausend" und „zornig" auf.

– *Hyperventilationssymptome.* Nur 9 % der Asthmatiker beschrieben Beschwerden wie Schwindel, Kribbeln und Prickeln, Kopfschmerz und ein Gefühl „von 1000 Stecknadeln".

– *Müdigkeit.* 49 % der Befragten gaben allgemeine Beschwerden wie Müdigkeit, Trägheit und Schläfrigkeit an.

Die Asthma-Symptom-Liste operationalisiert die Dimension „Symptomschwere" ausschließlich über das Merkmal „Auftretenshäufigkeit". Dieses Vorgehen basiert auf der Annahme, daß Anzahl und Häufigkeit der auftretenden Symptome einen zuverlässigen Indikator für die tatsächliche Symptombelastung eines Patienten darstellen. Die Liste wird also ausgewertet, indem bei jeder Aussage der Punktwert („0" bis „4") aufsummiert wird und so ein Symptomsummenwert resultiert. Die deutschsprachige Fassung der Asthma-Symptom-Liste befindet sich im Anhang (S. 90).

Das Konzept
„Lebensqua-
lität" orien-
tiert sich am
Gesundheits-
begriff der
WHO
Sehr viel umfassender als Symptom-Listen versuchen Lebensqualitätsfragebögen, das Beschwerdebild des Asthmatikers zu erfassen. Bei der Behandlung des Asthmas bemüht man sich zunehmend darum, die körperlichen, psychischen, sozialen und funktionalen Aspekte des Befindens *aus der Sicht des Patienten* abzubilden (vgl. Petermann & Bergmann, 1994). Dazu wurde der Begriff der gesundheitsbezogenen Lebensqualität eingeführt, der sich vor allem am Gesundheitsbegriff der WHO orientiert und mehr oder weniger explizit die folgenden Kerndimensionen einschließt (vgl. Mühlig & Petermann, 1998, S. XXVI):

46

- Gesundheitszustand und Krankheitssymptome,
- subjektive Gesundheitswahrnehmung und -bewertung,
- Leistungs- und Funktionsfähigkeit (funktionaler Status),
- Aktivitätsgrad und Mobilität,
- psychische Stabilität, emotionales Wohlbefinden und Stimmung sowie
- soziale Funktionsfähigkeit und Integration.

Die heute vorliegenden Selbstbeurteilungsskalen zur Erfassung der Lebensqualität unterscheiden sich stark voneinander. Einige Fragebogen listen lediglich Aktivitäts- und Funktionseinschränkungen auf, andere erfassen detailliert psychische und soziale Belastungen. Im weiteren werden nur asthmabezogene (also krankheitsspezifische) Verfahren behandelt, da diese Krankheitszustände und Behandlungseffekte präziser abbilden können.

Im deutschsprachigen Raum liegen mehrere asthmabezogene Fragebogen vor, die empirisch abgesichert und anwenderfreundlich gestaltet sind. Bei dem *Fragebogen zur Lebensqualität bei Asthma* (FLA) von Petermann und Bergmann (1994) handelt es sich um die übersetzte und gekürzte Version des Verfahrens von Hyland et al. (1991). Der FLA umfaßt drei inhaltslogisch abgeleitete Dimensionen (vgl. Mühlig, Bergmann, Emmermann & Petermann, 1998):

Der FLA ist ein kurzgefaßter dreidimensionaler Lebensqualitätsfragebogen

- Elf Aussagen beziehen sich auf *körperliche Empfindungen, Krankheitssymptome und Begleiterscheinungen.* Es handelt sich um Aussagen wie „Ich muß nachts häufig husten.", „Arbeiten, die mich körperlich stark beanspruchen (z. B. Gartenarbeit), fallen mir schwer." oder „Ich nehme die ersten Anzeichen einer Erkältung eher wahr als andere Menschen."
- Fünfzehn Aussagen beschreiben *psychische Belastungen.* Solche Aussagen lauten zum Beispiel: „Ich werde unruhig, wenn ich kurzatmig bin.", „Ich kann mich gut entspannen.", „Ich habe das Gefühl, etwas zu versäumen, da ich an einigen sportlichen Aktivitäten nicht teilnehmen kann."
- Vierzehn Aussagen kennzeichnen den *funktionalen Status* (Aktivitätsniveau im Alltag, berufliche Belastbarkeit). Aussagen in diesem Kontext wären: „Ich kann auf die gleiche Art und Weise wie jeder andere Urlaub machen.", „Mein Asthma beeinträchtigt mich tatsächlich nur bei einem Anfall.", „Ich glaube, daß mein Asthma keine Auswirkungen auf das Leben meiner Angehörigen hat."

Für den FLA lassen sich diese drei Dimensionen separat berechnen und alle Antworten zu einem Gesamtwert aufsummieren. Die Rohwerte der Dimensionen und des Gesamtwertes können in einen Lebensqualitätsindex von 0 bis 100 transformiert werden (vgl. die Auswertungsanleitung im Anhang). Die Fragen des FLA werden im Anhang (S. 91 ff.) dargestellt.

Das „*St. George's Respiratory Questionnaire (SGRQ)*" von Jones et al. (1991) kann sowohl bei Asthma als auch bei chronisch-obstruktiver Bronchitis eingesetzt werden. Dieser Fragebogen besteht aus drei Bereichen, die 76 Aussagen beinhalten (vgl. Mühlig & Petermann, 1998):

Die drei Dimensionen des SGRQ sind: Atemwegs-symptome, Aktivitäten und Belastungen

– Acht Fragen beziehen sich auf die Häufigkeit und den Schweregrad der *Atemwegssymptome* (vgl. Teil 1 des abgedruckten Fragebogens). Die Antworten sind durch eine fünfstufige Skala definiert.

– Der zweite Bereich beinhaltet *Aktivitäten und Handlungen,* die durch Atemnot beeinträchtigt werden; des weiteren werden Funktionseinschränkungen im Alltag aufgelistet, durch die der Patient zur Zeit „gewöhnlich in Atemnot gerät" (z. B. stillsitzen oder ruhig stehen, Sport treiben).

– Weiterhin werden *Belastungen* aus folgenden Teilbereichen erfragt:
a) Persönliche Wertigkeit der Erkrankung,
b) krankheitsbedingte berufliche Konsequenzen,
c) aktuelle körperliche Symptomatik (z. B. Schmerzen),
d) psychosoziale Krankheitsfolgen (z. B. „Meine Atemwegsbeschwerden sind lästig für meine Familie, meine Freunde oder Nachbarn."),
e) Einstellungen zur medikamentösen Behandlung (z. B. „Meine Medikamente helfen mir nicht viel."),
f) Auswirkungen des Asthmas auf den Alltag und erlebte Tätigkeitseinschränkungen und
g) ein Globalrating der Auswirkungen der Atemwegsbeschwerden (z. B. „Meine Atemwegsprobleme hindern mich nicht daran, das zu tun, was ich gerne tun möchte.").

Ähnlich wie beim FLA lassen sich auch hier für die drei Bereiche getrennte Summenwerte und ein Wert für den gesamten Fragebogen berechnen. Auch dieser Fragebogen ist im Anhang abgedruckt (S. 95 ff.). Auf einen Auswertungshinweis wurde verzichtet, da es sich um ein etwas aufwendigeres Vorgehen handelt; Interessenten können jedoch Details beim Autor des vorliegenden Buches oder dem Übersetzer der deutschen Fassung (Prof. Dr. Worth; Adresse siehe Anhang) erfragen.

Die drei beschriebenen asthmaspezifischen Erhebungsverfahren stellen eine Auswahl der zur Zeit im deutschen Sprachraum vorliegenden Verfahren dar, über deren Validität Aussagen getroffen werden können. Mit ihnen wird das Symptomerleben und die Lebensqualität von Asthmatikern präzise erfaßt. Darüber hinaus läßt sich damit auch überprüfen, ob und inwieweit sich durch eine Therapie, eine Reha-Maßnahme oder eine Patientenschulung Erlebensaspekte verändert haben. Bei der Interpretation der dabei erzielten Ergebnisse muß man sich jedoch folgendes vor Augen halten: Gerade bei Asthmatikern treten häufig erhebliche Diskrepanzen zwischen der ärztlichen Beurteilung des Gesundheitszustandes und ihren subjektiven Wahrnehmungen und Empfindungen auf. Häufig korrelieren also medizinischer Befund und subjektives Befinden nur schwach miteinander, ein Phänomen, mit dem sich die verhaltenspsychologisch orientierte Interozeptionsforschung ausführlich beschäftigt hat.

5.2 Prozesse der Körperwahrnehmung

Unter dem Begriff „Interozeption" versteht man die Aufnahme und Verarbeitung von Informationen über körperinterne Zustände und Zustandsänderungen. Für das Verständnis des Asthmas ist vor allem die Viszerozeption, das heißt die Wahrnehmung und Informationsverarbeitung von Reizen aus autonom gesteuerten Organen (wie den Atemwegen), von Bedeutung. Therapeutisch soll die Körperwahrnehmung des Asthmatikers im wesentlichen dahingehend optimiert werden, daß ein

Interozeption: Verarbeitung körperinterner Informationen

– *frühzeitiges Erkennen* von Vorboten eines Asthmaanfalls und

– *gezieltes Einschätzen* der momentanen Atemwegsobstruktion möglich wird.

Diese Fähigkeit zur Symptomwahrnehmung (Interozeptionsfähigkeit) ist deshalb von herausragender Bedeutung, weil damit erreicht werden kann, daß die Patienten ihre bedarfsabhängigen Medikamente mit einem idealen Timing einzusetzen lernen und sich so eine dem aktuellen körperlichen Zustand angemessene Dosierung verabreichen können.

Die Interozeptionsfähigkeit bestimmt das medikamentöse Management

Eine zunehmende Anzahl von wissenschaftlichen Arbeiten belegt, daß Asthmatiker, die ihren körperlichen Zustand verzerrt einschätzen, mehr Symptome zeigen, häufiger ärztliche Hilfe in Anspruch nehmen müssen, häufigere Krankenhausaufenthalte aufweisen und Medikamente häufiger gar nicht oder falsch einsetzen als Patienten mit guter Symptomwahrnehmung (vgl. Vogt & Schandry, 1995). Die Bedeutung einer differenzierten Obstruktionswahrnehmung wird durch den Tatbestand verdeutlicht, daß die Mehrzahl der *plötzlichen Todesfälle* durch Asthma daraus resultiert, daß die Patienten den Ernst des zum Tode führenden Anfalls unterschätzen und nicht angemessen reagieren.

Eine verzerrte Obstruktionswahrnehmung kann zu einem plötzlichen Asthmatod beitragen

Experimentelle Studien, die die Wahrnehmungsdefizite von Asthmatikern untersuchten, kamen zu folgendem Schluß: Beginnende Asthmaanfälle werden häufig zu spät wahrgenommen, wodurch Kompensationshandlungen und die medizinische Bedarfsbehandlung verspätet einsetzen; auch körperliche Anstrengungen werden zu spät reduziert. Dahme, Richter und Mass (1996) fanden heraus, daß bei Asthmatikern mit größerer Angst vor einem Asthmaanfall die Obstruktionswahrnehmung ungenauer war als bei Asthmatikern mit weniger Angst. Zudem zeigte sich in dieser Studie, daß Asthmatiker, die das Ausmaß ihrer Obstruktion nicht richtig einschätzen konnten, ängstlicher waren und häufiger den Notarzt riefen als vergleichbare Patienten, die fähig waren, ihren Obstruktionsgrad genau einzuschätzen.

Eine verbesserte Wahrnehmung der Obstruktion beeinflußt die Krankheits- und Behandlungseinsicht des Asthmatikers und ermöglicht auf diesem Wege die Entwicklung einer angemessenen Compliance. Der Asthmatiker sollte dabei zumindest die folgenden Körperprozesse einordnen können:

– *kausale Abfolge:* Vorboten der Atemwegsobstruktion → beginnende Atemnot → Asthmaanfall,

– *negative Effekte* von unspezifischen Auslösern wie körperlicher Anstrengung oder Streß und

– *positive Effekte* durch eigenes Handeln wie der Einsatz von bronchienerweiternden Medikamenten, atemerleichternden Körperstellungen und Entspannungsübungen.

Das Training der Obstruktionswahrnehmung kann das Körperkonzept des Patienten positiv beeinflussen

Das Training einer bewußten Obstruktionswahrnehmung ist darauf ausgerichtet, das Krankheitskonzept des Patienten zu verändern, indem objektive Werte (Peak-Flow-Werte) und subjektive Einschätzungen des Patienten miteinander verglichen werden und die Körperwahrnehmung dadurch schrittweise differenziert wird. Auf diese Weise lernt der Patient, genauer zwischen Zuständen mit leichter und mittelschwerer Atemnot zu unterscheiden. Ebenso beeinflußt eine differenzierte Körperwahrnehmung das Behandlungskonzept, denn jeder Asthmatiker kann durch *aktives Bemühen* positive Behandlungseffekte erzeugen, die sich günstig auf seine Lebensqualität auswirken. In Abbildung 7 sind diese Prozesse systematisiert dargestellt.

Weiterhin werden unter dem Begriff „persönliche Bilanzierung" subjektive Kosten-Nutzen-Entscheidungen des Patienten zusammengefaßt, die die Compliance und damit die Qualität des Krankheitsmanagements beeinflussen. In dieser Bilanzierung könnte eine verbesserte Lebensqualität die Com-

Die persönliche Bilanzierung wirkt sich auf die Compliance aus

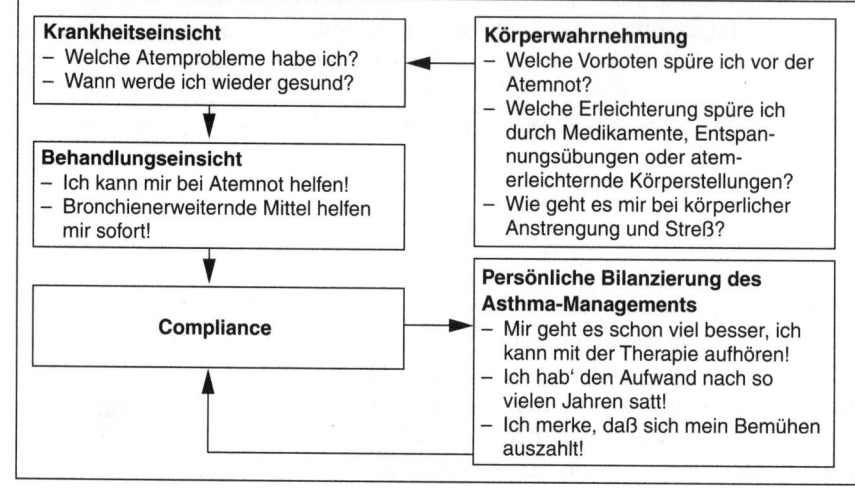

Abbildung 7:
Eine differenzierte Körperwahrnehmung als Basis eines erfolgreichen Asthma-Managements (in Anlehnung an Petermann, 1997b, S. 9).

50

pliance aber auch verringern, wenn der Patient nämlich vermutet, mit den erzielten Erfolgen nun „endgültig geheilt" zu sein. Eine solche Fehleinschätzung und die damit verbundene verringerte Compliance wird jedoch früher oder später die Lebensqualität des Patienten reduzieren. Mit diesem hypothetischen Wechselspiel zwischen Compliance und Lebensqualität betreten wir jedoch Neuland im Kontext der Patientenmotivierung. Es bleibt also offen, ob eine in einem gewissen Umfang reduzierte Lebensqualität letztlich ein Garant für eine hinreichende Compliance darstellt.

Das Vermitteln von Kriterien, anhand derer ein Patient die Wahrnehmung von Körperprozessen verbessern kann, ist ein wichtiges Ziel zum Beispiel von Patientenschulungen. Eine Grundproblematik liegt jedoch darin, daß Körperprozesse dazu schrittweise objektiviert werden müssen (z. B. mit dem Peak-Flow). Vielfach sind körperliche Prozesse wie Schwindelgefühl, Schwitzen oder Schmerzen unspezifisch, das heißt, sie können vielfältigen Ursachen zugeordnet werden und sind schon deshalb vom Patienten schwer interpretierbar. Werden körperliche Prozesse vom Patienten nicht oder nur ungenau wahrgenommen, fehlinterpretiert oder ignoriert, muß man die Intensität der Körpersignale erhöhen (z. B. durch künstlich verstärktes Biofeedback), so daß sie für den Patienten eindeutiger erkennbar werden. Die an den aktuellen Körperzustand angepaßte sensible Verarbeitung körperlicher Signale versetzen ihn dann in die Lage, Vorboten (z. B. erste Anzeichen eines Asthmaanfalls) frühzeitig zu erkennen und Gegenmaßnahmen unter Heranziehung des Ampelschemas einzuleiten (vgl. Abb. 8).

Biofeedback verbessert die Wahrnehmungsgüte

Einflußgrößen

– **Spezifität der Körpersignale**
(z. B. können unspezifische Signale wie Schwitzen und Schwindelgefühl schwer eingeordnet werden)
– **Emotionale Barrieren**
(z. B. aufgrund von krankheitsbezogenen Ängsten)
– **Kognitive Barrieren**
(z. B. aufgrund von naiven Krankheitskonzepten, fehlendem Fachwissen)
– **Handlungsbarrieren**
(z. B. aufgrund von mangelnden Fertigkeiten im Krankheitsmanagement, Selbstzweifel, Streß, Überforderung im Beruf)

Ungünstige Körperwahrnehmung	**Günstige Körperwahrnehmung**
– Körpersignale werden überschätzt (zu intensiv wahrgenommen; vgl. Hypochondrie) – Körpersignale werden fehlinterpretiert oder weitgehend ignoriert (z. B. durch externe Signale) oder als angstbesetzt ausgeblendet	– Körpersignale werden eindeutig und frühzeitig i. S. von Vorboten erkannt – Körpersignale werden differenziert als unbedrohlich, kritisch oder Reaktionsfolge eines Notfalls identifiziert

Abbildung 8:
Mögliche Einflußgrößen auf die Körperwahrnehmung.

In der klinischen Praxis verbessert man die Körperwahrnehmung durch sogenannte Asthma-Protokolle; sie dienen in erster Linie der Selbstbeobachtung und differenzierten Bewertung der Atemwegsobstruktion. Um dieses Ziel in der klinischen Praxis zu erreichen, wird ein erweitertes Peak-Flow-Protokoll eingesetzt (vgl. Abb. 9). Mit diesem Protokoll werden folgende Parameter erfaßt:

– mehrere, täglich gemessene Peak-Flow-Werte,

– die täglich registrierten Symptome wie Husten, Atemnot, Auswurf (auf einer 4er-Skala mit der Abstufung von „keine" bis „stark"),

– die Dosierung, das heißt die genaue Menge und Einnahmefrequenz der Asthma-Medikamente und

– der Umfang der Bedarfsmedikation (= Anzahl der Hübe).

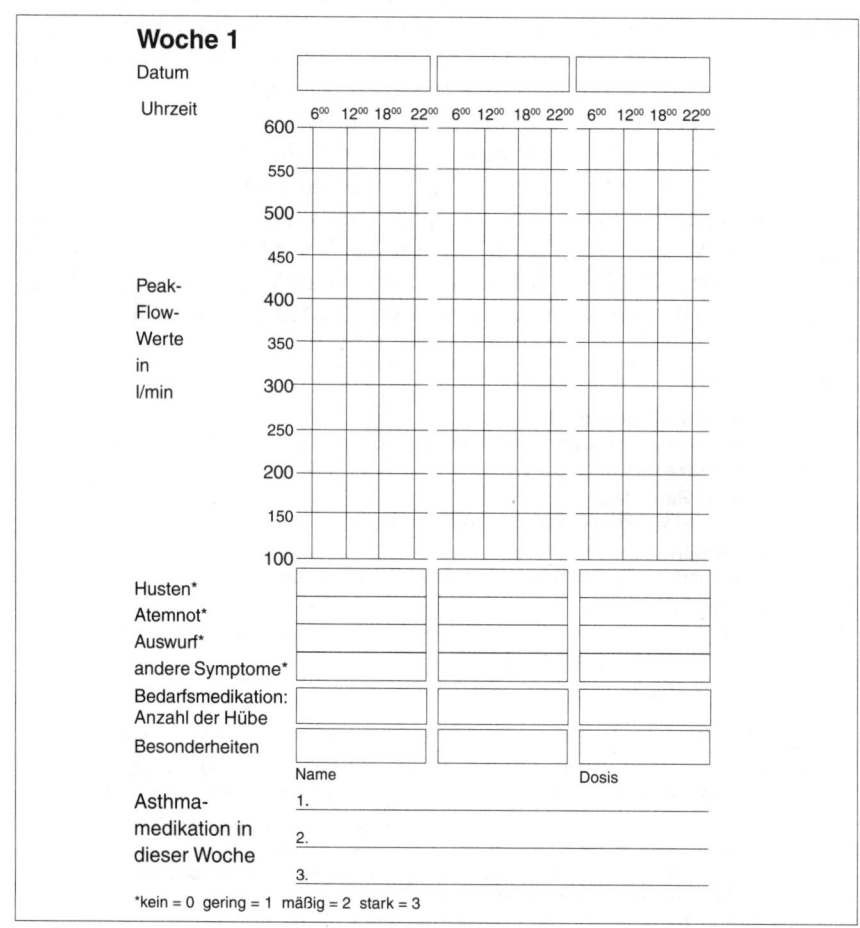

Abbildung 9:
Asthma-Tagebuch der Deutschen Atemwegsliga
(aus Mühlig et al., 1997, S. 214).

52

Eine auf diese Weise optimierte Selbstbeobachtung und Selbstbewertung leistet einen wichtigen Beitrag zu einem eigenverantwortlichen Asthma-Management.

5.3 Asthma und Angst

Asthmatiker weisen nicht nur krankheits- und behandlungsbezogene Ängste, sondern auch vermehrt Angststörungen nach klinisch-psychologischen Kriterien auf (vgl. Kasten 5). Auf diese unterschiedlichen Äußerungsformen soll nachfolgend eingegangen werden.

● *Angststörungen.* Bussing, Burket und Kellerker (1996) fanden eine doppelt so hohe Prävalenzrate für Angststörungen bei asthmakranken Kindern wie bei Gesunden; am häufigsten Trennungsangst. Die psychischen Beeinträchtigungen sind jedoch unabhängig vom Asthmaschweregrad, wie Wamboldt, Fritz, Mansell, McQuaid und Klein (1998) im Hinblick auf die Angststörungen belegen.

Die Prävalenz von Angststörungen ist bei Asthmatikern doppelt so hoch wie bei Gesunden

Angststörungen besitzen wiederum einen großen Einfluß auf die Wahrnehmung der Atemwegsobstruktion (Atemnot). In einer Studie von Rushford, Tiller und Pain (1998) sollten Asthmatiker ihren Atemwegswiderstand einschätzen, wobei dieser Wert mit dem gemessenen Peak-Flow-Wert verglichen wurde. Generell war bei Asthmatikern mit Angststörungen die Tendenz zu beobachten, den Peak-Flow-Wert zu niedrig (30% der Patienten) oder zu hoch (54 % der Patienten) einzuschätzen; nur 8 % der Patienten machten präzise Angaben.

Angststörungen beeinflussen die Wahrnehmung der Atemwegsobstruktion

Kasten 5:
Beispiel für asthmabezogene Krankheits- und Behandlungsängste.

Krankheitsbezogene Ängste	Behandlungsbezogene Ängste
– Angst vor dem nächtlichen Ersticken	– Cortisonangst
– angstvolles Beobachten körperlicher Reaktionen	– Angst, die Medikamenteneinnahme zu vergessen
– Angst vor der Zukunft	– Angst, von Medikamenten abhängig zu werden
– Angst vor der Unvorhersehbarkeit der asthmatischen Reaktionen	– Angst, in der Öffentlichkeit ein Dosieraerosol benutzen zu müssen
– Angst in Familie, Sport oder Beruf zu versagen	– Angst, immer mehr Medikamente nehmen zu müssen

● *Asthmaspezifische Angst.* Nach Butz und Alexander (1993) berichten zwei Drittel der Asthmatiker von Angst während eines akuten Asthmaanfalls. Einige Studien, die sich besonders mit dem Einfluß des Angsterlebens auf die Wahrnehmungsgüte beschäftigten, fanden heraus, daß

$^2/_3$ der Asthmatiker haben Angst während eines Asthmaanfalls

53

hochängstliche Patienten die asthmatischen Beschwerden nur schlecht wahrnehmen konnten.

Schmidt et al. (1997) beschäftigten sich mit der Reduktion von asthmaspezifischer Angst. Sie konnten bei Kindern mit Anstrengungsasthma, die gleichzeitig eine massive Angst vor körperlicher Aktivität aufwiesen, diese Ängste durch ein ambulantes Sportprogramm (Sporttherapie) abbauen. Park, Sawyer und Glaun (1996) konnten mit Hilfe einer kognitiven Verhaltenstherapie (= kognitive Umstrukturierung) ebenfalls asthmaspezifische Ängste bei Kindern abbauen, wodurch sich die subjektive Symptomwahrnehmung den objektiven Symptomausprägungen annährte.

Asthmabezogene Angst beeinflußt die Compliance ● *Asthmabezogene Angst und Compliance.* Schon 1977 beschäftigte sich Dahlem mit dem Zusammenhang zwischen asthmabezogener Angst, tatsächlich meßbarer Atemwegsobstruktion und der medikamentösen Compliance. Er verglich drei Gruppen von Patienten und erhielt das in Kasten 6 abgedruckte Ergebnis. Diese Studie gibt wichtige Hinweise auf emotionale Barrieren der Compliance und weist eine mittlere asthmabezogene Angst als compliancefördernd aus.

Kasten 6:
Asthmabezogene Angst, Atemwegsobstruktion und Compliance (nach Dahlem, 1977).

Mäßige asthmabezogene Angst begünstigt die Compliance

1. Gruppe:	Mäßige asthmabezogene Angst begünstigt eine Medikamenteneinnahme, die der tatsächlichen Atemwegsobstruktion angemessen ist (= optimale Compliance)
2. Gruppe:	Hohe asthmabezogene Angst korreliert mit einer Überdosierung (bei bedarfsabhängigen Medikamenten), die nicht dem tatsächlichen Atemwegsobstruktionsgrad entspricht (= Non-Compliance)
3. Gruppe:	Niedrige asthmabezogene Angst begünstigt eine Unterdosierung, die nicht dem tatsächlichen Atemwegsobstruktionsgrad angemessen ist (= Non-Compliance)

In einer Übersichtsarbeit von Lehrer, Isenberg und Hochron (1993) wurde über Ergebnisse berichtet, die die Befunde von Dahlem (1977) relativieren beziehungsweise ergänzen: Danach scheint die am stärksten ausgeprägte Compliance dann vorzuliegen, wenn eine massiv erlebte Bedrohung, starke Symptome und ein hohes Ausmaß an asthmabezogener Angst kombiniert auftreten.

● *Berechtigte und nicht-begründete, asthmabezogene Angst.* Miller und Wood (1995) differenzieren bei asthmakranken Kindern zwischen Patienten, die eine emotional (angst-)bedingte Symptomverschlechterung zeigen und solchen, die eine derartige „Sensibilität" nicht aufweisen. Sollte sich eine solche Klassifikation zukünftig als aussagekräftig erweisen, hätte man damit eine wichtige emotionale Moderatorgröße des Asthma-Managements identifiziert. Offensichtlich beeinflußt das Merkmal

54

„asthmabezogene Angst" wesentlich das Patientenverhalten. Angst kann Asthmaanfälle auslösen und Symptome verschlechtern; *berechtigte (hohe) asthmabezogene Angst* scheint jedoch bei massiven Symptomen die Compliance zu optimieren und aufrechtzuerhalten. Somit müßte man für eine (vermutlich große) Teilgruppe der Asthmatiker, die ein übermäßig hohes Maß an *nicht-begründeter, asthmabezogener Angst* aufweisen, eine psychosoziale Betreuung anbieten. Ein mögliches Angebot bilden *Anti-Streß-Trainings,* die für Kinder und Erwachsene vorliegen. Der Exkurs 5 stellt ein solches Streßbewältigungsprogramm für Kinder vor.

Exkurs 5: Das Anti-Streß-Training für Kinder (AST)

Mit diesem von Hampel und Petermann (1998) entwickelten kognitiv-behavioralen Programm sollen acht- bis 13jährige Kindern Selbstkontrollfertigkeiten vermittelt werden, um kurzfristig Belastungen zu vermindern und langfristig den Umgang mit psychischen Belastungen zu verbessern. Erreicht wird dies, indem

Das Anti-Streß-Training verbessert die Belastungsregulation

- Belastungssituationen *besser wahrgenommen,*
- *ungünstige Bewältigungsmaßnahmen* erkannt und
- *günstige Verhaltensstrategien* aufgebaut werden.

Erfolgreiche Streßbewältigungsprogramme kombinieren verschiedene Methoden; meistens handelt es sich um

- Methoden der *kognitiven Umstrukturierung,*
- das *Einüben eines Entspannungsverfahrens* sowie
- die Vermittlung von *sozialen Fertigkeiten* und
- allgemeine *Problemlösestrategien.*

Beim AST wird mit den Kindern in Gruppen gearbeitet, wobei die Gruppengröße vier bis sechs Kinder beträgt. Bevor das Training jedoch den Kindern verschiedene Techniken zum Streßabbau vermittelt, sollen die Kinder zunächst ihr Streßgeschehen und Streßbewältigungsverhalten besser kennenlernen. So wird in Gesprächen und Spielen erarbeitet, in welchen Situationen sie Streß erleben und welche emotionalen, kognitiven und körperlichen Streßreaktionen bei ihnen auftreten. Dies hilft den Kindern, Belastungen besser zu erkennen. Anhand von Videos lernen die Kinder, günstige von ungünstigen Bewältigungsmaßnahmen zu unterscheiden.

Beim Aufbau günstiger Streßbewältigungsstrategien wird den Kindern im AST zum Beispiel eine kindgerechte Version der Progressiven Muskelentspannung angeboten. In Spielen werden in kindangemessener Weise positive Selbstinstruktionen gelernt und individuell Erholungsaktivitäten ermittelt. Weiterhin werden günstige Bewältigungsstrategien, wie die Suche nach sozialer Unterstützung oder Ablenkung, in Rollenspielen eingeübt.

Einüben von günstigen Bewältigungsstrategien

Das AST liegt in vier Varianten vor und kann mit unterschiedlicher Zielsetzung angewandt werden. Neben zwei Kurzversionen wurden zwei Varianten als intensive kognitiv-behaviorale Streßbewältigungsprogramme entwickelt. Die Kurzversionen erstrecken sich über zwei (ohne Entspannung) und vier Sitzungstermine (mit Entspannung); diese Versionen können als Modul in Verhaltenstrainings und Patientenschulungsprogramme integriert werden. Die intensiven Trainingsvarianten umfassen sechs (ohne Elternbeteiligung) oder acht Sitzungstermine (mit Elternbeteiligung) und können als Training zur Bewältigung asthmabezogener Belastungen oder als Maßnahme zur Sekundärprävention durchgeführt werden.

Der Eltern-einbezug ist besonders wichtig

In der acht Sitzungstermine umfassenden Version wird an zwei Terminen jeweils ein Elternteil so einbezogen, daß die Eltern die Perspektiven ihrer Kinder übernehmen können. Hierdurch ist es möglich, unterschiedliche Sichtweisen von seiten der Kinder und Eltern einander anzunähern. Dies kann sich zum Beispiel auf die Wahrnehmung und Bewertung von asthmabezogenen Belastungen, Symptomen und die Effektivität von Bewältigungsmaßnahmen beziehen. Für die Durchführung des AST, dessen Wirksamkeit empirisch belegt werden konnte, liegt ein gut ausgearbeitetes Manual vor (vgl. Hampel & Petermann, 1998).

Die Vorteile des AST liegen darin, daß präventive und therapeutische Ziele verfolgt werden können. So orientiert sich die intensive Version (Langversion) an den Richtlinien des Streßimpfungstrainings nach Meichenbaum, die in Kasten 7 erläutert sind.

Kasten 7:
Aufbau der intensiven Version (Langversion) des AST
nach dem Streßimpfungstraining.

A. Informationsphase: Reformulierung des Streßgeschehens
- Wissensvermittlung
- Exploration des erlebten Streßgeschehens
- Schulung von Wahrnehmungsprozessen (Körperreaktionen und Gefühle)
- Schulung der Diskriminationsleistungen (innere und äußere Anforderungen, günstige und ungünstige Bewältigungsstrategien)

B. Lernphase: Aufbau von Bewältigungsmaßnahmen
- Erlernen eines Entspannungsverfahrens (Progressive Muskelentspannung)
- Einüben kognitiver Strategien (Problemlöse- und Selbstinstruktionstechniken)

C. Anwendungsphase: Transfer in den Alltag
- Ermitteln und Erproben individueller Erholungsaktivitäten
- Modellernen
- Rollenspiele gekoppelt mit
- verhaltensbezogenen Hausaufgaben
- Vorbeugen von Rückfällen

5.4 Hyperventilation und Panik

Auf die vielschichtigen Wechselwirkungen von Asthma und Angst wurde bereits eingegangen. Ebenso verbreitet sind Panikgefühle oder gar Panikstörungen bei Asthmatikern. Nach Butz und Alexander (1993) berichten etwa 65 % der untersuchten Kinder und Jugendlichen bei einem Asthmaanfall von Panikgefühlen. Typischerweise neigen panikgestörte Kinder und Jugendliche in solch krisenhaften Situationen zum Hyperventilieren, wodurch bekanntermaßen die Atemnot noch zusätzlich verstärkt wird.

65 % der Kinder empfinden Panikgefühle

Da eine Hyperventilation häufig gekoppelt mit einer Panikreaktion auftritt, können deren Begleiterscheinungen auf der Symptomebene (z. B. Schmerzen in der Brust, schwere Atmung, Schwitzen und Zittern) leicht mit einer Asthmaattacke verwechselt werden. Carr (1998) weist darauf hin, daß

Hyperventilation tritt bei Asthma- und Panikattacken auf

- eine Situation, in der Atemnot auftritt, zu einer *Panikattacke* beitragen kann; jedoch auch
- eine Hyperventilation im Rahmen einer Panikattacke bei Asthmatikern eine *Asthmaattacke* begünstigt.

Selbstverständlich ist aber nicht jede Hyperventilation, die eine Asthmaattacke auslöst, durch eine Panikattacke bedingt, sondern häufig Folge von körperlicher Überanstrengung (vgl. im Detail Abschnitt 4.3).

Die bei einer Panikstörung vorliegende erhöhte Sensibilität für körperliche Prozesse kann bei Asthmatikern zu einem folgenschweren Teufelskreis beitragen, den Carr, Lehrer und Hochron (1992) näher untersuchten. Danach lassen sich die Symptomschilderungen von Patienten mit einer Panikstörung (aber ohne Atemwegskrankheit) nicht von den Schilderungen der Asthmatiker unterscheiden, in denen diese über Symptome einer Asthmaattacke berichten. Letztlich kann man solche Fälle, die sicherlich in der Praxis eines Psychotherapeuten nicht selten vorkommen, differentialdiagnostisch anhand einer Lungenfunktionsprüfung abklären.

Liegt bei einem Asthmatiker eine komorbide Panikstörung vor, muß jede symptomatische Reaktion im Hinblick auf beide Grunderkrankungen abgeklärt werden – nur so lassen sich Kunstfehler in der einen wie anderen Richtung vermeiden. Wird eine panikbedingte Hyperventilation mit einer Asthmaattacke gleichgesetzt, kann es zu lebensbedrohlichen Zuständen kommen. In diesen Fällen muß mit dem Peak-Flow-Meter geprüft werden, ob eine asthmatische Reaktion vorliegt. Auf diese Weise läßt sich – bei ausreichender Selbstkontrolle – ein „panikbedingtes Asthma" frühzeitig unterbinden (vgl. Abb. 10; Fall 1). Liegt eine Panikstörung vor, ist selbstverständlich eine verhaltenstherapeutische Behandlung angezeigt.

Entwickelt sich eine Asthmaattacke (vgl. Abb. 10, Fall 2), dann kann eine dadurch ausgelöste Panikattacke das rationale Notfallmanagement völlig

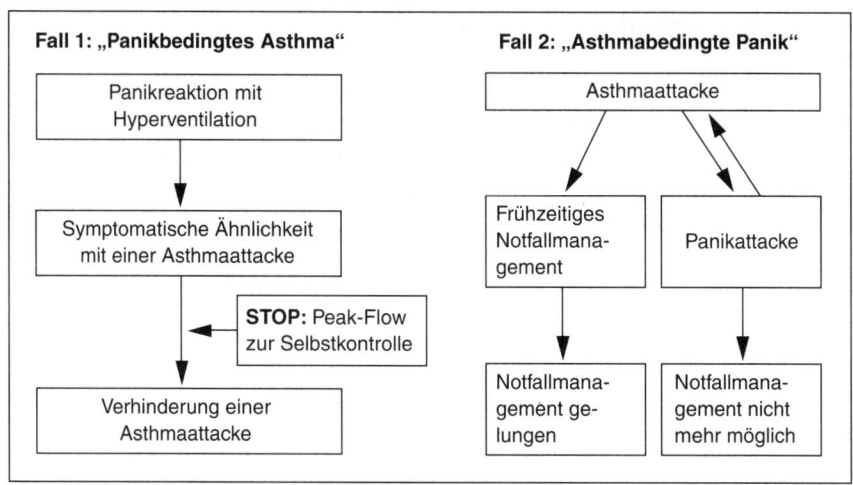

Abbildung 10:
Mögliche Wechselwirkungen von Panikattacken und asthmatischen Attacken.

**Asthma-
bedingte
Panik-
reaktionen
sind lebens-
gefährlich**

blockieren. So ist es denkbar, daß der Asthmatiker „überreagiert" und dabei die Medikamente überdosiert, um eine bessere Wirkung zu erzielen. In diesem Fall tritt ein „wechselseitiges" Aufschaukeln von Asthma- und Panikattacke auf, das zumindest in zweierlei Hinsicht das erlernte Notfallmanagement außer Kraft setzt:

– Das *Notfallmanagement* wird durch ein aktives, jedoch nicht zielgerichtetes Verhalten *ausgeblendet;* die Asthmaattacke verschlimmert sich und eine ärztliche Notfallbehandlung (ein Krankenhausaufenthalt) wird nötig.

– Das *Notfallmanagement* wird zwar *eingesetzt,* jedoch besitzt der Patient nicht die hinreichende Selbstkontrolle, die medikamentöse Wirkung abzuwarten und versucht, durch eine Überdosierung die Asthmaattacke zu regulieren. In der Folge ist der Patient nicht mehr oder nur noch eingeschränkt in der Lage, dem Arzt die Notlage zu signalisieren oder ihm genau zu berichten, welche Schritte des Notfallmanagements er bereits vollzogen hat.

**Das Peak-
Flow-Gerät
dient der
Verhaltens-
kontrolle**

Wie schon an anderer Stelle ausgeführt, hängt die Aktivierung von Ängsten und das Auftreten von Panikreaktionen von der Fähigkeit des Asthmatikers ab, krankheitsbezogene Symptome richtig und frühzeitig erkennen zu können. Diese Interozeptionsfähigkeit kann mit dem Peak-Flow-Gerät verbessert werden. Durch den wiederholten Einsatz dieses Gerätes erhält der Patient in Krisensituationen eine Rückmeldung über seinen körperlichen Zustand und kann aufgrund der erzielten Ergebnisse frühzeitig nach dem Ampelschema (vgl. Kasten 2) eine Notfallmaßnahme einleiten.

Es läßt sich folgendes zusammenfassen: Paniksymptome sind nicht nur für den Patienten unangenehm, sondern sie verschlimmern zusätzlich jede Asth-

58

maattacke, da kein rationales Asthma-Management mehr erfolgen kann. Wenn die Panik und somit auch die Schwere des Asthmas zunimmt, kann dies zu lebensbedrohlichen Folgen oder sogar zum Tod führen.

5.5 Entspannungsverfahren

Es existieren eine Vielzahl von Studien, die die Wechselwirkung zwischen Asthma, Suggestion und Emotionen illustrieren (vgl. zusammenfassend Lehrer et al., 1993). Diese Arbeiten gehen davon aus, daß psychisch vermittelte Einflüsse auf die Atemwege parasympathisch moduliert sind. Eine Zunahme der Aktivität des Vagus führt zu einer Verengung der oberen Atemwege. Asthmatiker, die mit einer solchen Obstruktion reagieren, neigen zu emotional ausgelösten Anfällen und können von Entspannungsverfahren profitieren (Petermann & Beys, 1994). In diesen Fällen tragen Entspannungsverfahren dazu bei, die emotionalen Auslöser (vorwiegend Angst, Streß) besser zu bewältigen, so daß Asthmaanfälle reduziert oder verhindert werden können.

Entspannungsverfahren helfen bei emotionalen Auslösern

Als besonders vielversprechend wurde in den 70er und 80er Jahren das Biofeedback diskutiert. Leider zeigen jüngste Studien von Dahme et al. (1996), daß mit einem Biofeedback-Training bei Asthmatikern weder die Symptomwahrnehmung verbessert noch die willentliche Kontrolle der glatten Bronchialmuskulatur erreicht werden kann. Es traten weder kurz- noch langfristige Effekte bei der Lungenfunktion, der Symptomhäufigkeit und der medikamentösen Behandlung auf.

Ein offensichtlich schwer lösbares Problem bei der Anwendung des Biofeedback ergibt sich durch die hohe Variabilität des Atemwiderstands. Diese Variabilität tritt sowohl bei Asthmatikern als auch Gesunden auf und kann auf sehr unterschiedliche Faktoren (körperinterne vs. –externe, körperliche vs. psychische) zurückgeführt werden. Aus diesem Grund lassen sich Ergebnisse aus Biofeedback-Trainings schlecht einordnen.

Das Biofeedback-Training bringt nur schwer einordenbare Befunde

- *Entspannungsverfahren als Bestandteile von Selbstmanagement-Programmen.* Offensichtlich werden, so zumindest das Ergebnis einer Übersicht von Petermann und Beys (1994), Entspannungsverfahren im Kontext des Asthma-Managements überbewertet. Etwas positiver schneiden Entspannungsverfahren jedoch ab, wenn man sie in Selbstmanagement-Programme integriert. Vasquez und Buceta (1993) untersuchten bei acht- bis 13jährigen asthmakranken Kindern, welchen Effekt ein reines Selbstmanagement-Programm im Vergleich zu einem solchen Programm in Kombination mit Progressiver Muskelentspannung besitzt. Das Selbstmanagement-Programm zeigte (bezogen auf die Kinder und ihre Eltern) folgende Effekte: Die Betroffenen lernten

Entspannungsverfahren als Bestandteil von Selbstmanagement-Programmen

– die durch Emotionen ausgelösten Anfälle besser zu bewältigen und

– die Anfallsdauer zu verkürzen; zudem

– verbesserten sich die Peak-Flow-Werte.

Die zusätzliche Progressive Muskelentspannung steigerte die erzielten Effekte nicht generell, sondern nur bei der Gruppe der Patienten, die überwiegend von *emotional ausgelösten Asthmaanfällen* berichten. Für diese Gruppe reduzierte sich die Anfallsdauer besonders deutlich und der Peak-Flow-Wert verbesserte sich am klarsten. Nach diesem Ergebnis wäre demnach Entspannung nur für die Kinder effektiv, deren Asthma emotional ausgelöst wird.

Entspannungsverfahren als Baustein der Patientenschulung

● *Entspannung und Patientenschulung.* Nahezu alle verhaltenspsychologisch orientierten Schulungsprogramme integrieren Entspannungsverfahren als Bausteine in die Gesamtintervention. Entspannungsverfahren besitzen dabei eher eine unspezifische Wirkung (vgl. Kasten 8) und unterstützen die interdisziplinär orientierte Patientenschulung in folgender Hinsicht:

– sie ermöglichen einen Zugang zur Bewältigung emotionalen Stresses und asthmaspezifischer Ängste;

– sie sensibilisieren für die Wahrnehmung körperbezogener Prozesse und Symptome und

– unterstützen das Einüben asthmaspezifischer Atemtechniken (vgl. Cegla, 1992; siehe auch den Abschnitt zum Thema „Atemtherapie").

Alle diese hochplausiblen Effekte wurden jedoch nie detailliert – das heißt im Sinne einer Baustein-Evaluation – geprüft und bestätigt.

Kasten 8: Die unspezifischen Effekte von Entspannungsverfahren.

Entspannungsverfahren sind wertvolle, aber eher unspezifische Bausteine einer Asthmabehandlung

Die bisherigen Effekte von Entspannungsverfahren im Kontext der Asthmabehandlung legen es nahe, sie in Patientenschulungen zu integrieren. So können sie dazu beitragen, die *Konzentrationsfähigkeit* und *selektive Aufmerksamkeit* zu erhöhen, wodurch *Informationsverarbeitungsprozesse* erleichtert werden. Weiterhin führen Entspannungsverfahren zu einer allgemeinen *Aktivitätsminderung* und einem ausgeglicheneren Verhalten. Außerdem erfahren die Teilnehmer in einem Entspannungstraining, daß sie ihr Verhalten, ihre Empfindungen, Gedanken und Vorstellungen selbst kontrollieren und sogar ihre asthmatischen Reaktionen beeinflussen können. Gelingt es auf diesem Wege, die Unkontrollierbarkeit von Belastungssituationen zu reduzieren und *Selbstwirksamkeitserwartungen* zu erhöhen, leisten Entspannungsverfahren einen hinreichenden, wenn auch unspezifischen Beitrag zur Bewältigung des Asthmas.

5.6 Anti-Raucher-Programme

In Abschnitt 1.3 (Exkurs 2) wurde bereits ausführlich über die Risiken des Passivrauchens berichtet. Selbstverständlich bildet das aktive Rauchen ein noch größeres Risiko: Nachgewiesenermaßen wird der Verlauf und die Prognose einer bestehenden Asthmaerkrankung durch Rauchen massiv verschlechtert. Verhaltenstherapeutische Anti-Raucher-Programme bilden daher für die folgenden Zielgruppen ein wichtiges Angebot:

Anti-Raucher-Programme als Präventionsansatz

– die Eltern asthmakranker Kinder sowie

– asthmakranke Jugendliche und Erwachsene.

Für diese Zielgruppen werden zur Zeit verhaltenstherapeutische Programme entwickelt oder evaluiert (vgl. Petermann & Schäfer, 1997).

Bei den meisten Vorgehensweisen handelt es sich um *multimodale Selbstkontrollprogramme,* die verschiedene verhaltenstherapeutische Methoden miteinander kombinieren. Durch eine solche Vorgehensweise soll ein bewußtes und eigenverantwortliches Selbstmanagement ermöglicht werden. Der Raucher wird im Laufe des Trainings zum Experten seines Verhaltens und bemüht sich, schrittweise weniger zu rauchen. Das Ziel sollte in der völligen Entwöhnung bestehen; es ist jedoch auch möglich, den gewohnten Konsum auf ein selbst gewähltes Maß zu reduzieren (= kontrolliertes Rauchverhalten).

Bei einem Anti-Raucher-Programm können die Teilnehmer ihr Rauchen schrittweise oder nach dem Punkt-Schluß-Modell abrupt verändern. Das schrittweise Reduzieren weist vier Vorteile auf:

– Durch realistische kleine Teilziele erhöht sich die Kompetenzerwartung der Teilnehmer, da Teilerfolge motivieren und die Überzeugung bekräftigen, das gesteckte Ziel zu erreichen.

1. Ansatz: Schrittweises Reduzieren des Rauchens

– Die schrittweise Modifikation stabilisiert neu erworbenes Verhalten; dieses Vorgehen hilft besonders den Rauchern, deren Versuche bisher erfolglos waren.

– Das schrittweise Vorgehen kann die Angst vor einem abrupten Nikotinentzug mit den daraus resultierenden Entzugserscheinungen reduzieren.

– Die sukzessive Entwöhnung hilft auch dabei, die Selbstkontrolle des Rauchverhaltens schrittweise aufzubauen und zu festigen. Tritt ein Rückfall auf, dann dürfte es leicht sein, die Verhaltenssteuerung wieder aufzubauen. Bei diesem Vorgehen sind Entzugserscheinungen eher unwahrscheinlich, wodurch auf eine Nikotinsubstitution verzichtet werden kann.

Das Punkt-Schluß-Konzept fällt vermutlich solchen Rauchern leichter, die auch im Alltag zu absoluten Lösungen neigen und bislang Probleme damit hatten, das Rauchen über einen längeren Zeitraum zu reduzieren. Für Teilnehmer, die über eine hohe Motivation und Willensstärke verfügen und noch keine nennenswerten Mißerfolge bei der Raucherentwöhnung aufweisen, erscheint dieses Modell für einen Erstversuch sehr geeignet. Für dieses Vorgehen spricht auch, daß sich bereits viele Ex-Raucher durch eine solche Willensanstrengung das Rauchen erfolgreich abgewöhnt haben. Lernpsychologisch betrachtet besteht jedoch eine hohe Rückfallgefahr, da ein so abrupt eingeführtes Verhalten nur unzureichend eingeübt und stabilisiert werden konnte.

Zur Illustration eines Anti-Raucher-Programms stellt Exkurs 6 einen kleinen Ausschnitt aus unserem Anti-Raucher-Programm für Eltern asthmakranker Kinder vor.

Exkurs 6: Das Anti-Raucher-Programm für Eltern asthmakranker Kinder

Das von Petermann und Schäfer (1997) vorgestellte Programm wurde für die stationäre Mutter-Kind-Rehabilitation entwickelt, kann aber auch ambulant durchgeführt werden. Es können sowohl Raucher teilnehmen, die nach der schrittweisen Methode oder Punkt-Schluß-Methode vorgehen wollen; das Programm umfaßt acht einstündige Sitzungen. Neben einer einführenden Sitzung, bei der die Elterngruppen über die Inhalte und das Vorgehen informiert werden, liegen sieben Module vor, die sich auf folgende Themen beziehen:

– Gesundheitswissen,

– Motivationsaufbau,

– Entspannungs- / Konzentrationsfähigkeit,

– soziale Kompetenz / Unterstützung,

– Selbstmanagement / Selbstkontrolle,

– Ernährungs- / Gesundheitsberatung und

– Rückfallverhütung.

Im weiteren soll das Programm anhand eines Arbeitsblatts aus dem Modul „Motivationsaufbau" illustriert werden. Dieses Modul ist besonders wichtig, da viele Raucher bereits einen Entwöhnungsversuch erfolglos (meistens vorzeitig) abgebrochen haben. Oft ziehen sie dafür Rechtfertigungskognitionen heran, die als Diskussionsbasis auf diesem Arbeitsblatt mit dem Titel „Scheinargumente" zusammengestellt sind.

Kasten 9:
Der Arbeitsbogen „Scheinargumente" aus dem Modul Motivationsaufbau
(nach Petermann & Schäfer, 1997, S. 174).

Arbeitsbogen zum Modul Motivationsaufbau

Scheinargumente

In der Vergangenheit haben Sie die Tatsache, Raucher zu sein, versucht, durch Argumente zu rechtfertigen. Diese Ausreden vor sich selbst und anderen haben für Sie die Aufgabe eines Alibis erfüllt und Sie darin bestärkt, beim Rauchen ein gutes Gewissen zu behalten.

Denken Sie in den kommenden Tagen über die folgenden Aussagen intensiv nach! Sie sind äußerst wichtig, um die eigene Einstellung zu überprüfen.

1. Es ist überhaupt nicht bewiesen, daß Rauchen schadet.
2. Wenn man gesund ist und sich wohlfühlt, gibt es keinen Grund, das Rauchen zu beenden.
3. Solange die Ärzte das Rauchen nicht verbieten, und viele Ärzte rauchen, kann es wohl nicht so schädlich sein.
4. Es gibt Menschen, die Kettenraucher sind und sehr alt werden.
5. Nach vielen Jahren des Rauchens ist es gar nicht mehr möglich, von dieser Gewohnheit loszukommen.
6. Nach vielen Jahren des Rauchens nützt das Aufhören nichts mehr.
7. An den Erfolg von Raucherentwöhnung glaube ich nicht, da ich erfolglose Versuche hinter mir habe.
8. Es heißt, daß Nichtraucher eine höhere Lebenserwartung haben, aber eine hohe Lebenserwartung ist kein erstrebenswertes Ziel. Ich möchte mein Leben in vollen Zügen genießen. Ob ich dann mit 70 oder 75 sterbe, ist mir egal.
9. Während einer Raucherentwöhnung erhöht sich das Körpergewicht, und das ist ein Grund, erst gar nicht damit anzufangen.
10. Wenn man nicht mehr raucht, wird man reizbar und für die Umwelt unerträglich.
11. Die Gefahren des Passivrauchens sind doch noch gar nicht erwiesen.
12. Wenn ich rauche, gehe ich vor die Tür und schade auf diese Weise nicht meinem Kind.

Die Motivierung von Rauchern bildet ein Hauptproblem

Diese und ähnliche Arbeitsblätter sollen die Diskussion in einer Kleingruppe anregen und in der Folge dazu beitragen, daß eine kognitive Umstrukturierung ermöglicht wird. Die kritische Selbstreflexion bildet ein Element, um eine langfristige Motivation aufzubauen und erhöht damit die langfristigen Erfolgsaussichten der Raucherentwöhnung.

5.7 Familiäres Asthma-Management

In einer Studie von Noeker (1991) zeigte sich, daß mindestens ein Viertel der Familien das Asthma eines Kindes oder Jugendlichen angstgeleitet verarbeiten. Diese Tatsache verdeutlicht, wie eng kind- und elternbezogene Verarbeitungsmuster in der familiären Interaktion miteinander verknüpft sind. Nach Noeker (1991, S. 169) kann dieses familiäre Verarbeitungsmuster in zweifacher Weise interpretiert werden: „Zeigen die Eltern Angst-

Angst bestimmt das familiäre Zusammenleben

lichkeit und Ratlosigkeit, so kollidiert dies zwar mit dem Bedürfnis vor allem jüngerer Kinder nach einem Bild starker Eltern, das ihnen Sicherheit, Schutz und Verläßlichkeit garantiert; andererseits kann die Ängstlichkeit der Eltern um das gesundheitliche Wohl des Kindes von diesem auch positiv als Sorge aufgefaßt werden. (...) Je nach dem Grad der Bedrohlichkeit der Erkrankung, dem Erziehungsstil und den Ressourcen, auf die die Eltern zurückgreifen können, besteht die Möglichkeit, daß Ängstlichkeit zu Überbehütung und Überbesorgtheit führt. Ängstlichkeit um das Wohlergehen des Kindes, kann bei den Eltern aber auch eine Betroffenheit erzeugen, die sich zu konstruktiver Informationssuche und Hilfsbereitschaft weiterentwickelt."

In Abschnitt 3.1 wurden in Anlehnung an McNabb et al. (1986; vgl. auch Tab. 5) die Anforderungen an ein Asthma-Management systematisiert und Fertigkeiten benannt, die für die erfolgreiche Bewältigung dieser Anforderungen notwendig sind. Im Rahmen eines solchen Managements müssen auch die Familie und andere Bezugspersonen (Lehrer, Freunde) integriert werden. Beim familiären Asthma-Management sind folgende Prinzipien zu beachten:

– Asthmakranke Kinder sollten so früh als möglich – am besten in der Phase der Krankheitsentstehung – geschult werden; bei Kindern unter fünf Jahren sind die Eltern zu schulen.

– Kinder und Eltern sollten an einer Schulung teilnehmen, wobei sich für Kinder und Eltern getrennte Schulungen besonders bewährt haben (vgl. Petermann & Walter, 1997). Bei Jugendlichen ist die Elternbeteiligung problematisch, da dies die meist sowieso schon gering motivierten Jugendlichen in eine Verweigerungsposition treiben kann (vgl. Bauman, 1998).

Unterschiedliche familiäre Laienvorstellungen als Risiko

– Viele Familien besitzen kein korrektes und einheitliches Bild von der Erkrankung „Asthma". Vor allem Laienvorstellungen von psychogenen Ursachen des Asthmas verunsichern Eltern sehr und tragen zu massiven Schuldgefühlen dem Kind gegenüber bei. Diese begründen wiederum eine verwöhnende und inkonsequente Erziehung, wodurch vielfach die Compliance des Kindes reduziert wird. Bei solchen Diskussionen mit der Familie ist darauf zu achten, am Wissensbestand der Familienmitglieder anzuknüpfen und schrittweise wissenschaftlich fundierte Erklärungen anzubieten. Dabei müssen Eltern auch darauf hingewiesen werden, daß Passivrauchen die Prognose des kindlichen Asthmas negativ beeinflußt (vgl. Petermann & Schäfer, 1997).

Cortisonängste in Familien sind eine Barriere des Asthma-Managements

– Vielfach sind die Ängste der Eltern im Hinblick auf den Verlauf und die Behandlung ihres Kindes massiver als die Ängste auf seiten des Patienten. Vor allem die Angst, daß ein Kind an einem Asthmaanfall verstirbt oder von den Medikamenten abhängig wird, belastet die Eltern außerordentlich. Ängste vor Nebenwirkungen der medikamentösen Behandlung (z. B. Cortisonängste) reduzieren die Compliance, die bei asthmakranken Kindern (zumindest bis zum 10. Lebensjahr) durch die Eltern beein-

64

flußt wird. Solche Ängste der Eltern stellen massive Barrieren für ein erfolgreiches Asthma-Management dar. In vielen Fällen ist eine psychologische Beratung der Familie notwendig oder wünschenswert.

– Verschiedene Studien verdeutlichen: je besser in Familien miteinander kommuniziert wird, um so optimaler gelingt das familiäre Asthma-Management (vgl. Clark, Evans, Zimmerman, Levison & Mellins, 1994).

Clark et al. (1994) benennen drei Voraussetzungen für ein erfolgreiches familiäres Asthma-Management: Erstens eine vertrauensvolle Kooperation mit dem Arzt, zweitens die Fähigkeit, das Management den sich ändernden Kontextbedingungen und dem medizinischen Fortschritt anzupassen; drittens die Bereitschaft, den Lebensstil zu verändern, das heißt zum Beispiel die medikamentöse Behandlung so gut wie möglich in den Alltag des Kindes (und der Familie) einzupassen. Alle diese Voraussetzungen tragen dazu bei, daß sich die Compliance des Patienten verbessert.

Erfolgreiches familiäres Asthma-Management

In einer von Godding, Kruth und Jamart (1997) entwickelten Interventionsform findet eine gemeinschaftliche Beratung von Kinderärzten und Kinderpsychiatern statt. In einer ersten Sitzung wird dabei zunächst eine vertrauensvolle Atmosphäre geschaffen und ein unstrukturiertes Gespräch über die Faktoren geführt, die das tägliche Leben mit Asthma beeinflussen. In einem zweiten Schritt wird der thematische Rahmen der Behandlung abgesteckt, zum Beispiel Grenzwerte des Peak-Flows, ein begrenzter Gebrauch von bronchienerweiternden Medikamenten, die Umgebungskontrolle (z. B. Haustiere, Rauch), Teilnahme an sportlichen Aktivitäten, der Umgang mit der Angst, soziale Rollen innerhalb der Familie.

Das Vorgehen von Godding et al. (1997) berücksichtigt die psychosozialen Komponenten des Asthmas und unterstützt ein eigenverantwortliches, familiäres Asthma-Management. Eine solche Perspektive, die natürlich auch in Kooperation mit einem Klinischen Kinderpsychologen möglich ist, sollte in der klinischen Praxis unterstützt werden. Diese Sichtweise hilft auch, die immer noch weit verbreiteten, globalen familientherapeutischen Sichtweisen zu überwinden, die dazu neigen, den Eltern eine ausschließlich psychosomatische Krankheitsinterpretation anzubieten (vgl. Exkurs 7).

Exkurs 7: Kinder mit „widerspenstigem Asthma" und ihre Familien

Vor einem Vierteljahrhundert ging die familientherapeutische Arbeitsgruppe um Salvadore Minuchin davon aus, daß eine bestimmte Form des Asthmas bei Kindern vorliegt, die man als psychosomatische Krankheit bezeichnen kann. Diese Form wurde als „intractable asthma", also „widerspenstiges Asthma" – im folgenden als „unkontrollierbares Asthma" – bezeichnet. Ein Kind mit einem unkontrollierbaren Asthma weist – trotz einer angemessenen medizinischen Behandlung – häufige Not-

Das „widerspenstige Asthma" als eine psychosomatische Krankheit

aufnahmen und akute Krankenhausaufenthalte auf. Als Erklärung für diesen Zustand führen Familientherapeuten emotionale, soziale und Familienprobleme an. Charakteristisch für eine psychosomatische Familie sollen die folgenden vier Interaktionsmuster sein:

- Familien mit starken Bindungen,
- überbehütende Familien,
- rigide Familien und
- Familien, in denen Konflikte nicht gelöst werden.

Meijers, Griffioen, von Nierop und Oppenheimer (1995) überprüften, ob diese Annahmen belegbar sind oder ob nicht vielmehr umgekehrt asthmakranke Kinder ihre Familien derart beeinflussen, daß ein bestimmtes Familiensystem – quasi als Bewältigungsverhalten auf das kindliche Asthma – resultiert. Sie führten zwei Studien durch: Erstens wurde untersucht, ob sich Familien mit Kindern mit kontrollierbarem und unkontrollierbarem Asthma in den Merkmalen Kohäsion, Überbehütung, Rigidität und Fähigkeit zur Konfliktlösung unterscheiden. Zweitens wurden Einstellungen zur Kindererziehung (= Überbehütung, Autorität, Autonomie, Ablehnung) in beiden Familientypen untersucht.

Familiäre Interaktionsmuster als eine Bewältigungsreaktion auf das Asthma

Aus den Ergebnissen beider Studien resultiert: Familiäre Muster, wie ein hohes Maß an gegenseitiger Abhängigkeit und eine eher rigide Einstellung auf seiten der Eltern, stellen keine Bedingung für die Entwicklung und Aufrechterhaltung asthmatischer Beschwerden des Kindes dar, sondern sind als Bewältigungsreaktion auf dessen Erkrankung zu betrachten. Weiterhin besitzen die Eltern asthmakranker Kinder keine geringeren Problemlösefertigkeiten als Eltern gesunder Kinder. Nach diesen Befunden kann man nicht davon ausgehen, daß ein unkontrollierbares Asthma durch eine psychosomatische Sichtweise erklärt werden kann. Ebensowenig können familiäre Konflikte, die ignoriert oder verleugnet werden, das psychosomatische Konzept der Asthma-Entstehung stützen.

6 Patientenschulung

Unter Patientenschulung versteht man den Einsatz von wissenschaftlich überprüften Schulungsprogrammen, die den Patienten darin unterstützen sollen, die Krankheit besser zu bewältigen. In einem *ersten Schritt* wird asthmabezogenes Krankheits- und Behandlungswissen vermittelt; dadurch soll der Asthmatiker befähigt werden, seine Krankheit (Vorboten eines Anfalls, Symptome u. a.) realistischer einzuschätzen (vgl. Petermann, 1997b). In einem *zweiten Schritt* soll der Patient präziser wahrnehmen lernen, welche Faktoren sein Asthma beeinflussen und wie sich die damit verbundenen körperlichen Reaktionen äußern. Das Erkennen und die sachgerechte Steuerung solcher Krankheitsprozesse setzt von seiten der Patienten

– Krankheitseinsicht und -akzeptanz sowie
– Behandlungseinsicht und Compliance

voraus (vgl. Petermann, 1998). Alle damit verbundenen Entscheidungsprozesse und Handlungen des Patienten werden unter dem Begriff „Krankheitsmanagement" zusammengefaßt, wobei im bisherigen Text und auch weiterhin dieser Ausdruck mit den Bezeichnungen „Asthma-Management" und „Selbstmanagement" gleichgesetzt wird. Ein effektives Selbstmanagement durch den Patienten wirkt sich günstig auf die Prognose und die Mortalität des Asthmas aus (vgl. Abschnitt 1.3). Die asthmabedingten Einschränkungen werden weniger massiv erlebt und die Lebensqualität erhöht sich (vgl. Kotses & Harver, 1998).

Patientenschulung soll die Compliance und Lebensqualität verbessern

Der Begriff „Selbstmanagement" kann jedoch auch zu Mißverständnissen führen: So darf er in keinem Fall im Sinne einer Alternative zur medizinischen Behandlung interpretiert werden. Das Management einer chronischen Krankheit setzt die Kooperation mit dem behandelnden Arzt voraus. Der Arzt bringt dabei das *Expertenwissen* für die medizinische Behandlung ein, der Patient *persönliche Sichtweisen und Erfahrungen* im Umgang mit seiner Erkrankung. Schon bei der Definition der Ziele einer Patientenschulung müssen beide Kompetenzen miteinander verknüpft werden. Patientenschulung als ausschließliche Vermittlung von Expertenwissen zu begreifen, scheitert an den Bedürfnissen chronisch Kranker. Da Arzt (= professionelle Helfer) und Patient unterschiedliche Expertisen einbringen, erwarten sie auch unterschiedliche Ergebnisse. Der Arzt muß bei der Behandlung des Asthmatikers darauf achten, daß das medikamentöse Management nach wissenschaftlich abgesicherten Prinzipien erfolgt und sich die Lungenfunktion verbessert, der Patient und seine Familie dagegen streben eine möglichst optimale Lebensqualität an. Ausgangspunkt jeder Schulung muß die *Patientenperspektive* sein, die – wenn sie zu stark in irrationalen Gedanken verhaftet ist – durch die Schulung einer wissenschaftlich begründeten Sichtweise angenähert werden sollte.

Selbstmanagement heißt Expertenwissen optimal nutzen

Patientenschulungen können ambulant oder stationär angeboten werden. Sie bilden heute einen wesentlichen Bestandteil der Behandlung eines Asthmatikers. Das Schulungsteam ist in der Regel interdisziplinär zusammengesetzt und besteht aus einem Pneumologen, Kinderarzt, Psychologen und Physiotherapeuten.

6.1 Ziele der Patientenschulung

Das allgemeinste Ziel der Patientenschulung besteht darin, dem Asthmatiker ein *eigenverantwortliches Selbstmanagement* zu ermöglichen. Eigenverantwortlich bedeutet dabei, ein durch die Patientenschulung erworbenes rationales Asthma-Management auf die Anforderungen des Alltags zu übertragen (inkl. des Notfallmanagements). Nach Volmer (1997) ist davon auszugehen, daß sich durch ein wissenschaftlich begründetes Asthma-Management die Compliance verbessert und sich damit die Behandlungskosten nachhaltig reduzieren lassen. Compliance wird dabei häufig auf das Medikamenten-Management und in jüngster Zeit auch auf die umfassende Lebensstiländerung des Asthmatikers bezogen (z. B. Vermeiden von Rauchen, Teilnahme an einer Asthmasportgruppe; vgl. Petermann, 1998). Unter klinisch-psychologischen Gesichtspunkten ist es vor allem wichtig, die Lebensqualität des Patienten zu erhöhen (vgl. Schmidt & Dlugosch, 1997).

Patienten-schulung reduziert Behandlungs-kosten

Für die Asthma-Patientenschulung lassen sich mindestens drei Grob- und acht Feinziele formulieren, die in Abbildung 11 verdeutlicht werden. Das Grobziel *verbessertes Krankheits- und Behandlungswissen* bezieht sich auf die Vermittlung von Wissen über Asthma, die Medikamente und die Verwendung von Hilfsmitteln (z. B. zur Inhalation).

Krankheits-und Behand-lungswissen als Basis der Schulung

Das zweite Grobziel bezieht sich auf die *Optimierung der Wahrnehmung;* diese sollte hinsichtlich *Auslöser* und körperlicher Reaktionen erfolgen. Der Asthmatiker lernt, durch eine strukturierte Symptomprotokollierung (z. B. Peak-Flow-Protokolle; vgl. Exkurs 3 in Kapitel 2) asthmabezogene Körpersignale eindeutig und frühzeitig zu erkennen.

In Abschnitt 5.2 wurden bereits zwei Aspekte der *Körperwahrnehmung* hervorgehoben: das frühzeitige Erkennen von Asthma-Vorboten und das genaue Einschätzen der aktuellen Atemwegsobstruktion. Das Bewußtmachen von asthmabezogenen körperlichen Prozessen steht in enger Wechselwirkung mit der Aktualisierung krankheits- und behandlungsbezogener Ängste, die meistens zu emotionalen Barrieren beitragen, die die Compliance reduzieren. Eine verhaltenspsychologisch fundierte Schulung sollte deshalb Bausteine zum asthmabezogenen Angst- beziehungsweise Streßmanagement beinhalten.

68

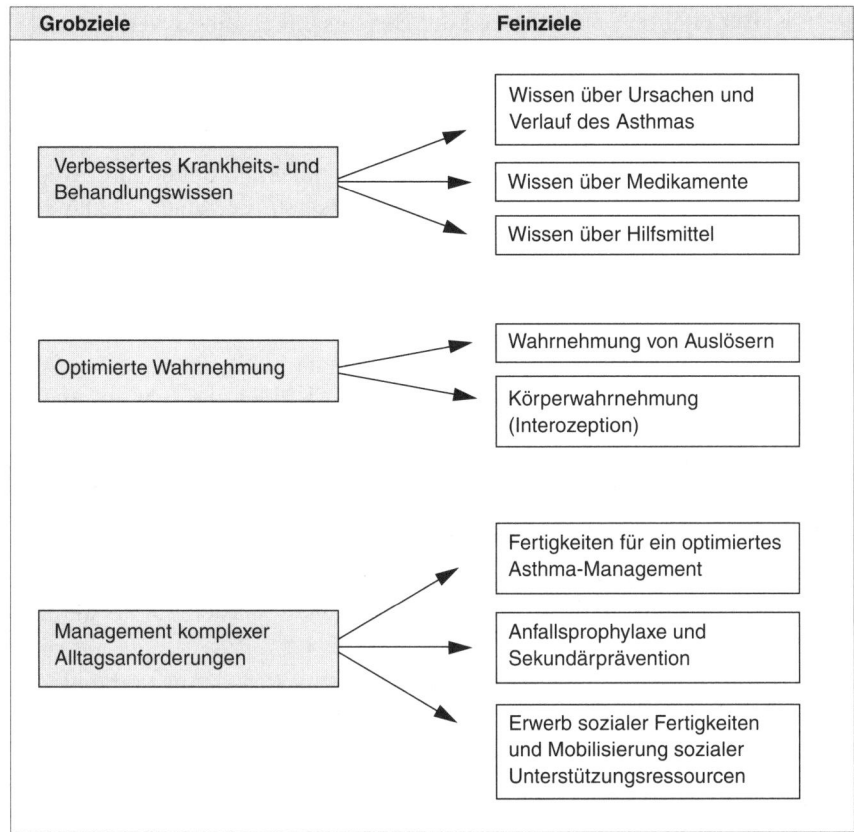

Grobziele	Feinziele

Verbessertes Krankheits- und Behandlungswissen
- Wissen über Ursachen und Verlauf des Asthmas
- Wissen über Medikamente
- Wissen über Hilfsmittel

Optimierte Wahrnehmung
- Wahrnehmung von Auslösern
- Körperwahrnehmung (Interozeption)

Management komplexer Alltagsanforderungen
- Fertigkeiten für ein optimiertes Asthma-Management
- Anfallsprophylaxe und Sekundärprävention
- Erwerb sozialer Fertigkeiten und Mobilisierung sozialer Unterstützungsressourcen

Abbildung 11:
Übersicht über Grob- und Feinziele der Asthma-Patientenschulung.

Ein drittes Grobziel beschäftigt sich mit dem *Management komplexer Alltagsanforderungen;* hierunter versteht man zunächst die manuellen beziehungsweise praktischen Fertigkeiten, wie zum Beispiel

- Fertigkeiten bei der Anwendung und Dosierung von Medikamenten (z. B. die richtige Handhabung eines Dosieraerosols oder die Überprüfung, ob das Dosieraerosol noch ausreichend mit dem Bedarfsmedikament gefüllt ist),
- Erfahrungen mit einer verbesserten, medikamentösen Inhalationstechnik,
- Anwendung von Hilfsmitteln wie dem Peak-Flow-Meter,
- Einsatz von Atemtechniken (z. B. der Lippenbremse; vgl. Kasten 4) usw.

Bei diesen praktischen Fertigkeiten ist wichtig, daß der Patient sie während der Schulung *einübt* und im Alltag *erprobt*. Ohne eine solche *Verhaltenseinübung und -vertiefung* ist kein erfolgreiches Asthma-Management möglich

Schulung soll neues Verhalten vermitteln und stabilisieren

Die praxisnahe Verhaltenseinübung und -vertiefung bringt langfristige Effekte

69

(vgl. Kaiser et al.,1997). Aufgrund der Bedeutsamkeit dieser Verhaltenselemente in einer Schulung wählten einige Programme auch die Bezeichnung „Asthma-Verhaltenstraining" (AVT; vgl. Petermann & Walter, 1997).

Weitere Feinziele des Managements komplexer Alltagsanforderungen beziehen sich auf Maßnahmen zur Anfallsprophylaxe und Sekundärprävention; diese Maßnahmen beinhalten eine gesundheitsförderliche Lebensweise (z. B. Nikotinabstinenz, aktives Vermeiden von spezifischen Auslösern und das richtige Verhalten in Krisensituationen). Ein letztes Feinziel umfaßt den Erwerb sozialer Fertigkeiten und die Mobilisierung sozialer Unterstützungsressourcen (vgl. Abb. 11). Hierunter versteht man die Fähigkeit des Patienten, behandlungsbezogene Befürchtungen und Bedürfnisse dem Arzt oder Apotheker gegenüber zu formulieren. Für Kinder und Erwachsene ist es wichtig, daß die Familienmitglieder und Bezugspersonen (im Beruf und Schule) über das Asthma aufgeklärt und – wenn nötig – in das Krankheitsmanagement einbezogen werden (vgl. auch Abschnitt 5.7).

Schulung erhöht die Eigenverantwortlichkeit und reduziert Ängste

Unter verhaltenspsychologischen Gesichtspunkten lassen sich die Ziele einer Patientenschulung abschließend zusammenfassen. So sollen fünf wichtige Ziele durch ein Asthma-Management erreicht werden. Der Asthmatiker soll

- *eigenverantwortlich* mit seiner Krankheit und den damit verbundenen Folgen umgehen lernen,
- seine *asthmabezogenen Ängste* so gut *regulieren* können, daß er sich in der Lage sieht, krankheitsspezifische Krisen zuversichtlich anzugehen,
- *selbstkontrolliert* und *ausdauernd* im Rahmen der Behandlung mitarbeiten,
- realistisch den *Handlungsbedarf abschätzen* können und
- sich vertrauensvoll und *kooperativ* dem Arzt und Klinikpersonal gegenüber verhalten (vgl. auch Petermann, 1997b, S. 5).

6.2 Umsetzung der Schulungsinhalte

Eine Patientenschulung kann sehr unterschiedlich realisiert werden. Zunächst soll auf die Schulungspraxis bei erwachsenen Asthmatikern eingegangen werden: Schulungsprogramme werden für diese Patientengruppe in Akut-Kliniken meistens in kompakter Weise über fünf Tage verteilt angeboten (Worth, 1997, S. 147). In einer Reha-Klinik werden in der Regel vier bis acht Schulungseinheiten – verteilt über drei Wochen – durchgeführt.

Immer häufiger wird die Forderung erhoben, für Problem-Patienten individualisierte Trainings mit gezielter Verhaltenseinübung und -rückmeldung anzubieten (s. a. Exkurs 8).

70

Exkurs 8: Individualisiertes Selbstmanagement

Das individualisierte Selbstmanagement setzt sehr viel stärker als standardisierte Schulungsprogramme an den Bedürfnissen des Patienten an (vgl. Kotses & Harver, 1998), indem es sich vor allem an den bestehenden Voraussetzungen des Patienten orientiert. Eine Individualisierung kann nach extrem unterschiedlichen Aspekten erfolgen, so können Patientenmerkmale, wie intellektuelle, familiäre oder soziale Aspekte, aber auch die Krankheitsschwere, psychische Belastetheit oder die ökonomischen Verhältnisse, unter denen ein Patient leben muß, dazu herangezogen werden.

Individualisiertes Selbstmanagement orientiert sich an den Patientenbedürfnissen

Individualisiertes Selbstmanagement kann in zweierlei Hinsicht realisiert werden: Durch das Zuschneiden der Programme auf den *einzelnen Patienten* oder eine *spezifische Patientengruppe*. Eine Individualbetreuung wird traditionell durch psychotherapeutische Angebote realisiert. Solche psychotherapeutischen Angebote könnten sich auch auf Asthmatiker mit einer Panikstörung oder einer Major Depression beziehen.

Die Arbeit mit spezifischen Patientengruppen kann sich Teilproblemen – wie allergisches Asthma und Berufstätigkeit – oder Risikogruppen (z. B. schwangere Asthmatikerinnen, asthmakranke Kinder in Problemlagen, jugendliche Asthmatiker mit großen Compliance-Problemen) annehmen. Jede Individualisierung setzt persönliche Informationen über den Patienten voraus, die anhand von Interviews (vgl. Asthma-Anamnese-Bogen, in Abschnitt 4.1) oder von persönlichen Aufzeichnungen des Asthmatikers (z. B. unter Nutzung eines Peak-Flow-Protokolls) gewonnen werden können. Vorteilhaft ist es auch, den Asthmatiker darum zu bitten, mithilfe eines Asthma-Tagebuches eine Baseline zu erstellen, mit der man beim Einstieg in das Training

Individualisierung gestattet es, auf Problemgruppen besser einzugehen

– das Auftreten der asthmatischen Reaktionen,
– die Präsenz von Auslösern,
– die gemessenen Peak-Flow-Werte,
– das bisherige Asthma-Management etc.

für einen Zeitraum von zwei bis vier Wochen dokumentieren kann. Nach dieser Phase werden die gesammelten Informationen ausgewertet, um die Ereignisse zu identifizieren, die mit dem Auftreten einer asthmatischen Reaktion in Zusammenhang stehen. Diese Verhaltensanalyse stellt die Basis für Empfehlungen oder Abmachungen dar, die dem Patienten in einem persönlichen Gespräch vermittelt werden (vgl. auch Kasten 3).

Verhaltensanalyse und Asthma-Tagebuch – der Einstieg in die Schulung

Zur Individualisierung können auch interaktive Computerspiele herangezogen werden. Postitive Erfahrungen mit diesen „neuen Medien" liegen aus mit Selbstmanagement-Programmen für Kinder vor (Kotses & Harver, 1998). In einem interaktiven Computerspiel werden Szenarien dargestellt, auf die das Kind reagieren sollte. Dabei werden die individuellen Medikamente und Allergene mit einbezogen. Bei richtigen „Antworten", das heißt „Verhaltensweisen", erfolgte eine Verstärkung.

Bei asthmakranken Kindern und Jugendlichen wurde national und international seit 20 Jahren eine Vielzahl von Programmen mit einer großen Variationsbreite entwickelt, evaluiert und umgesetzt:

– Patientenschulung im Kontext eines Sommer- oder Ferienlagers (z. B. als kompakte Schulung über zwei Wochen),

– ambulante Schulungen in Polikliniken, Gesundheitszentren, Arztpraxen und Beratungsstellen,

– Eltern-Kind-Schulungen (vor allem bei Vorschulkindern, vgl. Petermann & Walter, 1997) und

– präventive Schulungskonzepte, zum Beispiel Anti-Raucher-Programme für Eltern asthmakranker Kinder (vgl. Abschnitt 5.6).

Alters-gerechtes Schulungs-material

Die Vorgehensweisen für Kinder setzen altersgerechtes Schulungsmaterial voraus, das leider erst in wenigen Einzelfällen als Arbeitsanleitung für die Praxis vorliegt (vgl. Petermann, 1997a). In der Regel bestehen die Schulungsgruppen bei Kindern und Jugendlichen aus fünf bis sechs Teilnehmern (bei Erwachsenen sind die Gruppen oft deutlich größer).

Nach-schulungen stabilisieren die Langzeit-effekte

Viele Schulungsprogramme sind heute so konzipiert, daß sie von einer *Basisschulung* ausgehen, die sich meistens auf die Vermittlung von Wissen beschränkt. Eine *Intensivschulung* übt Fertigkeiten des Asthma-Managements ein *(= verhaltensorientierte Schulung)*; eine *Nachschulung* frischt in ca. zwei Sitzungen bereits vermittelte Schulungsinhalte nochmals auf.

7 Praxis und Effekte der Patientenschulung

Schulungen werden stan-dardisiert

In den letzten fünf Jahren wurden durch Konsensuspapiere der Arbeitsgemeinschaft Patientenschulung im Kindes- und Jugendalter e.V. und der Arbeitsgruppe Patientenschulung der Deutschen Gesellschaft für Pneumologie Vorschläge zur Standardisierung des praktischen Vorgehens der Patientenschulung erarbeitet. Allerdings variieren die Rahmenbedingungen noch erheblich, da sowohl in Akut- wie Reha-Kliniken und stationär als auch ambulant unter extrem unterschiedlichen Rahmenbedingungen geschult wird. Die Schulungsdauer ist in der Regel auf maximal acht Stunden (Sitzungen) begrenzt, wobei die Angebote unterschiedlich gestaltet wer-

den: Worth (1997) empfiehlt bei erwachsenen Asthmatikern vier Doppelstunden und Petermann und Walter (1997) bei sehr jungen Kindern acht
Sitzungen plus mindestens drei Elternsitzungen.

Die meisten Programme betonen die Verhaltenseinübung und intensive
Beratung einer Patientengruppe von vier bis sechs Personen, wobei die
Gruppengröße in der Schulungspraxis manchmal 20 und mehr Teilnehmer
umfaßt. Es wird ein Trainer mit klinisch-psychologischen Fachkenntnis-
sen, ein über mehrere Wochen andauernder Zeitraum für die Vermittlung
der Inhalte und schriftliches Begleitmaterial gefordert (vgl. Kotses & Harver, 1998).

7.1 Schulung sehr junger Kinder und ihrer Eltern

In Programmen für sehr junge Kinder wird die Altersgruppe ab fünf Jahre
geschult. In unserem Asthma-Verhaltenstraining für Vorschulkinder (Petermann, 1997a) folgen nach einer gemeinsamen Familiensitzung acht
Gruppensitzungen mit den Kindern, die von drei Sitzungen zur Elternschulung ergänzt werden (vgl. Tab. 7). An den Gruppensitzungen können maximal sechs Kinder teilnehmen, wobei die Sitzungslänge 60 Minuten beträgt.
Für die Elternschulung sollte man zwei Stunden pro Sitzung einplanen.
Dabei hat es sich als sinnvoll erwiesen, mit den Eltern und Kindern in ge-
trennten Sitzungen vergleichbare Inhalte zu bearbeiten. Nur so kann man
von einem vergleichbaren Wissensstand ausgehen, der die Basis dafür liefert, die Bewertungen und Symptomwahrnehmungen von Eltern und Kinder schrittweise einander anzunähern.

Kinder ab fünf Jahre können geschult werden

Die Arbeit mit sehr jungen Kindern setzt altersgemäße Materialien voraus
(abgedruckt in Petermann, 1997a, S. 159-189). Zur Illustration der Gestaltung dieser Materialien gibt Abbildung 12 eine altersgemäße Darstellung
einiger Auslöser wieder.

In jeder Sitzung kommen mehrere neue Materialien zum Einsatz, wobei
manche (z. B. das Arbeitsblatt zur Anwendung des Peak-Flow-Meters) zur
Bearbeitung von „Hausaufgaben" in mehreren Sitzungen eingesetzt werden. Alle Gruppensitzungen mit den Kindern sind gleich aufgebaut, um das
Vorgehen für die Kinder durchschaubarer zu gestalten. Jede Sitzung wird
wie folgt strukturiert:

Ritualisierter Aufbau einer Trainings-sitzung fördert die Motivation

– Zum Einstieg berichten die Kinder über asthmabezogene Ereignisse seit
  der letzten Sitzung,

– Durchführung der Peak-Flow-Messung als Übung zur Verbesserung der
  körperbezogenen Selbstwahrnehmung,

– (optional: kindgemäße Kurzentspannung),

73

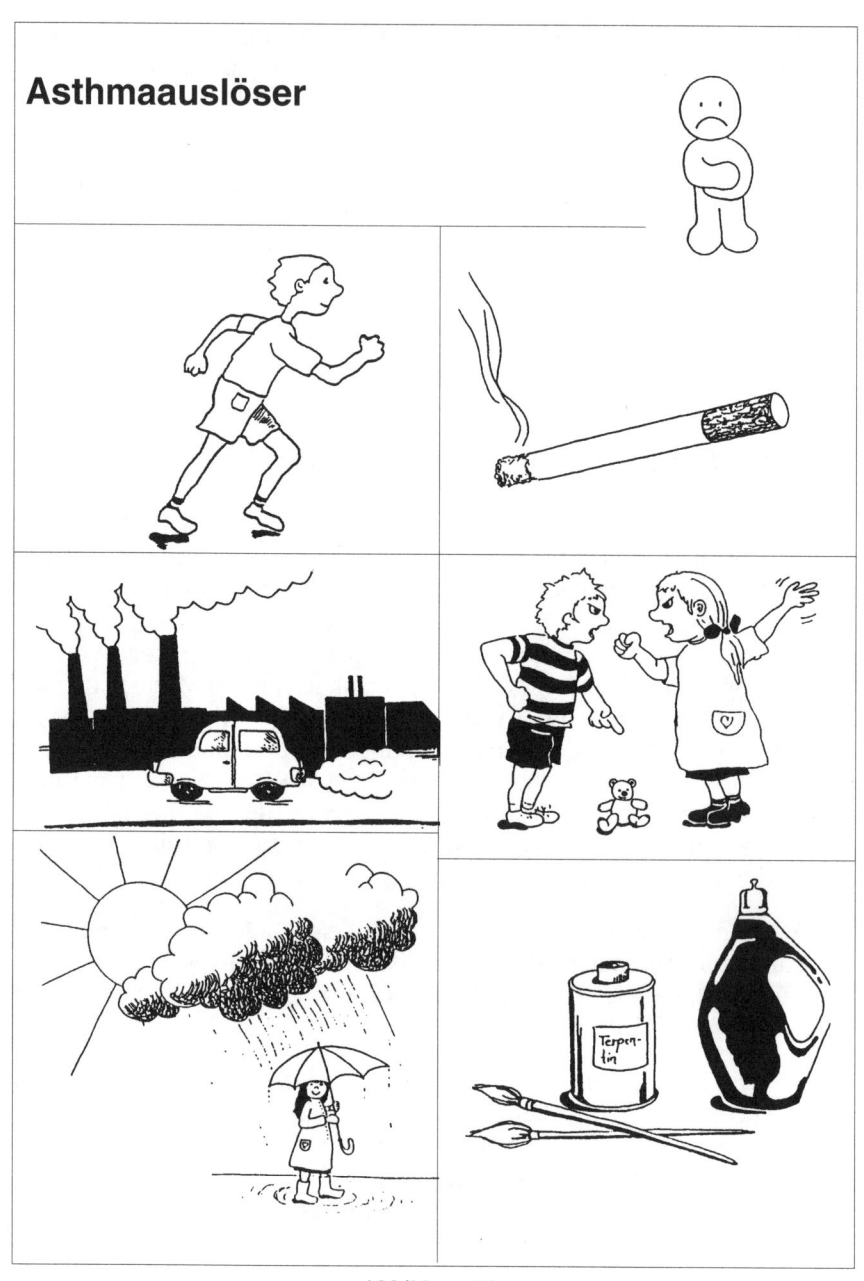

Abbildung 12:
Beispiel eines Arbeitsblattes zum Thema „Auslöser"
aus dem Asthma-Verhaltenstraining mit sehr jungen Kindern
(Petermann, 1997a, S. 174).

74

- Diskussion der „Hausaufgaben" der letzten Sitzung,
- Bearbeiten des Sitzungsthemas (vgl. Tab. 7),
- Formulieren einer „Hausaufgabe" für das nächste Mal,
- Rückmeldung zur Mitarbeit in der Sitzung und
- Spielzeit zur Belohnung und Motivierung der Kinder (ca. 10 Minuten).

Die Kinder verinnerlichen diese Abfolge schnell. In der Praxis zeigt sich, daß sie durch das auf diese Weise ritualisierte Vorgehen eine klare Vorstellung über das Programm entwickeln und dadurch besonders motiviert sind.

Tabelle 7:
Stundenplan des Asthma-Verhaltenstrainings
(mit Elternbeteiligung; nach Petermann & Walter, 1997, S. 129).

Sitzungen	Themen
Familiensitzung	*Einführung*
1. Gruppensitzung	Kennenlernen, Gruppenregeln und Entspannung
2. Gruppensitzung	Peak-Flow-Messung und Physiologie der Atmung
Elternschulung I	*Medizinische Grundlagen des Asthmas*
3. Gruppensitzung	Selbstwahrnehmung und Pathophysiologie
4. Gruppensitzung	Auslöser
5. Gruppensitzung	Medikamente und Medikamentenwirkung
Elternschulung II	*Techniken des Krankheitsmanagements*
6. Gruppensitzung	Inhalation und Atemtherapie
7. Gruppensitzung	Sport und Asthma
8. Gruppensitzung	Freizeit und Asthma
Elternschulung III	*Erziehung eines asthmakranken Kindes*

Bei Kindern dieser Altersgruppe verfolgt das Vorgehen sowohl präventive als auch rehabilitative Ziele. Werden die Inhalte der Tabelle 7 durch *Verhaltenseinübungen* und *angeleitetes Erproben im Alltag* (= „Hausaufgaben") vermittelt, gelingt es auch bei jungen Kindern, die Hilfsmittel des Asthma-Managements (Benutzung des Peak-Flow-Meters, die Handhabung eines Dosieraerosols, den Einsatz von atemerleichternden Körperstellungen, die dosierte Lippenbremse etc.) von Anfang an den Betroffenen nahezubringen.

In der *Elternschulung* wird auf Fragen der asthmabezogenen familiären Belastung eingegangen. Von besonderer Bedeutung sind die psychosozialen Begleiterscheinungen der Krankheitsbewältigung. Die Eltern thematisieren globale Sorgen über die Zukunft des Kindes, aber auch spezifische Ängste und wissen vielfach nicht, wie sie mit der krankheitsbedingten Selbstbezogenheit und dem sozialen Rückzug ihres Kindes umgehen sollen. In der Regel sollte man solche Probleme und Erziehungsfragen erst dann ansprechen, wenn eine gewisse Vertrautheit in der Elterngruppe, die maximal aus zwölf Personen bestehen sollte, entstanden ist.

Eltern-schulung ist zentral für das Asthma-Management

Die Informationswünsche der Eltern beziehen sich in den Sitzungen unter anderem auf folgende Themen:

– Welche Auslöser gibt es?

– Wie wirken Asthma-Medikamente?

– Darf mein Kind trotz Anstrengungsasthma Sport treiben?

– Was muß ich bei der Sanierung meiner Wohnung beachten?

– Warum ist Passivrauchen für ein asthmakrankes Kind gefährlich?

Neben der Diskussion solcher Sachthemen sollte jedoch noch ausreichend Zeit bleiben, um aktuelle asthmabezogene Krisensituationen in der Familie ansprechen zu können. Die Kommunikationsfähigkeit soll in der Familie insgesamt verbessert werden, da dadurch ein optimaleres familiäres Asthma-Management gelingt.

7.2 Schulung von Kindern und Jugendlichen

Schulungsprogramme für Kinder ab acht Jahren können in Kinderrehabilitationskliniken mit oder auch ohne Elterneinbezug durchgeführt werden, die Schulung mit Jugendlichen erfolgt in der Regel ohne Elternbeteiligung (vgl. dazu Abschnitt 5.7). Von den thematischen Grundzügen entspricht ein Asthma-Verhaltenstraining, das mit älteren Kindern und Jugendlichen realisiert wird, dem unter Abschnitt 7.1 vorgestellten Vorgehen. Darüber hinaus müssen jedoch zusätzlich altersspezifische Themen in die Schulung aufgenommen werden:

– *Hinweis auf spezifische Asthma-Risiken* (z. B. Rauchen im Jugendalter),

– Unterstützung bei der *Berufswahl* (vgl. auch Abschnitt 4.4),

– *Vermittlung sozialer Fertigkeiten* für *krankheitsbezogene Anforderungen in der Schule* (z. B. Beteiligung am Schulsport) und

– *Einüben sozialer Fertigkeiten* für Anforderungen *in der Freizeit* (vgl. Abb. 13; Arbeitsblatt „In der Disco")

Exkurs 9: Schulung mit asthmakranken Jugendlichen – das Thema „In der Disco"

Für viele Jugendliche nehmen Disco-Besuche einen hohen Stellenwert ein. Gerade die Disco ist jedoch ein Ort, wo verschiedene Faktoren auftreten, die einen Asthmaanfall begünstigen und auslösen können. Solche Faktoren sind unter anderem Zigarettenrauch, körperliche Bewegung, beengte Raumverhältnisse, Angst vor dem Auftreten eines Asthmaanfalls in einer sozialen Situation.

76

Im Rahmen der Patientenschulung sollen Jugendliche von eigenen Erlebnissen und Erfahrungen zu diesem Thema berichten. Danach wird das Arbeitsblatt aus Abbildung 13 vorgelesen und dessen Inhalt genau wiedergegeben. Zum Thema sollen die Teilnehmer ihre Meinungen auf einer Wandzeitung festhalten.

Als nächster Schritt sollen die Jugendlichen Strategien erarbeiten, wie mit den Problemsituationen umgegangen werden kann und erwünschte sowie unerwünschte Lösungen für das Rollenspiel erarbeiten. Hierbei geht es einerseits um Maßnahmen, die einem Anfall vorbeugen und andererseits um soziale Fertigkeiten, die das Asthma-Management fördern (z. B. „Neinsagen" bei einer angebotenen Zigarette). Die Akteure des Rollenspiels werden bestimmt; die Jugendlichen erarbeiten das weitere „Drehbuch" und gestalten die Szene gemeinsam. Das Rollenspiel wird dann aufgezeichnet und von der Gruppe auf Video angeschaut. Bei der Besprechung des Rollenspiels sind folgende Fragen zu beachten:

– Waren die Lösungsmöglichkeiten erfolgreich?
– Konnten die Ziele des Asthma-Managements erreicht werden?
– Was kann zukünftig beim Asthma-Management verbessert werden?

Gegebenenfalls ist eine Wiederholung des Rollenspiels mit optimierten Problemlösungen erforderlich.

In der Disco

Lisa geht mit ihren Freundinnen in die Disco. Sie hat sich schon lange auf den Abend gefreut. Als die Mädchen an der Tanzfläche stehen, sieht Lisa plötzlich ihren Schwarm aus der Schule, den sie sich nie getraut hat, anzusprechen. Sie faßt sich ein Herz und lächelt ihn schüchtern an.
Er lacht zurück, kommt auf sie zu und lädt sie auf ein Glas ein. Er führt sie zu seinem Tisch. im selben Moment spürt sie, daß sie schlecht Luft bekommt.

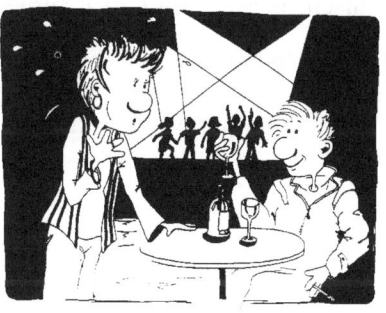

Abbildung 13:
Arbeitsblatt zum Thema „In der Disco" für asthmakranke Jugendliche
(aus Petermann & Walter, 1997, S. 139).

Für ältere Kinder und Jugendliche, die nicht immer hinreichend motiviert sind, an einem Schulungsprogramm teilzunehmen, ist es wichtig, daß sie bei der Gestaltung der Schulungsinhalte ausreichend mitwirken können. Vor allem das eigenständige Suchen von unterschiedlichen Problemlösungen und deren Umsetzung in den Rollenspielen sollte vom Trainer gefördert werden.

7.3 Schulung von Erwachsenen

Wilson et al. (1993) führen fünf Fertigkeiten aus, die erwachsene Asthmatiker mittels Patientenschulung lernen können. Es handelt sich um:

– *Präventive Medikationsfertigkeiten:* angemessene Verhaltensstrategien (z. B. Erinnerungshilfen, soziale Unterstützung), mit deren Hilfe es gelingt, den ärztlich verordneten Medikamentenplan im Alltag erfolgreich umzusetzen.

– *Fähigkeiten zur Auslöservermeidung:* Handlungen, die darauf abzielen, erkennbare Allergene, chemisch-irritative Stoffe, körperliche Anstrengung (ohne angemessene Vorbereitung), emotionale Auslöser etc. zu vermeiden.

– *Fertigkeiten zur Symptomkontrolle:* Handlungsweisen, die beim Vorliegen von Vorboten oder einem Notfall erforderlich sind.

– *Kommunikationsfertigkeiten:* Fertigkeiten, mit denen es dem Patienten gelingt, selbständig sein Asthma-Management zu optimieren und professionelle Hilfe aus dem Gesundheitswesen in Anspruch zu nehmen.

– *Gesundheitsfördernde Fertigkeiten:* präventive Maßnahmen, die die körperliche und psychische Gesundheit global verbessern sollen.

Wilson et al. (1993) verglichen mehrere Rahmenbedingungen und stellten fest, daß eine Kleingruppenschulung mit ungefähr sechs Teilnehmern, in der die vier in Kasten 10 aufgeführten Themenbereiche angeboten wurden, die besten Effekte zeigte.

Kasten 10:
Inhalte einer Kleingruppenschulung nach Wilson et al. (1993).

Themenbereich 1:	Vorstellung des Programms, Asthmasymptome, Lungenfunktion, Medikamente, Entspannungsübungen etc.	Basiskonzept einer Kleingruppen-schulung
Themenbereich 2:	Medikamentöse Prävention versus Symptomlinderung, richtige Anwendung des Inhalationsgerätes, übermäßiger Medikamentengebrauch etc.	
Themenbereich 3:	Auslöser, Rollenspiel zur Auslöservermeidung in sozialen Situationen, präventives Verhalten bei körperlicher Anstrengung, Emotionen als Auslöser, Vermeiden des Rauchens etc.	
Themenbereich 4:	Rauchen aufgeben, Barrieren bei der Auslöservermeidung überwinden, Atem- und Sporttherapie, Entspannungsverfahren	

Im deutschen Sprachraum plädiert Worth (1997) ebenfalls für eine Kleingruppenschulung mit vier bis sechs Teilnehmern, wobei sein Programm als Intensivschulung (in vier Doppelstunden, vgl. Kasten 11) an vier aufeinanderfolgenden Tagen angeboten wird.

Das von Worth entwickelte ambulante Fürther Asthma-Schulungsprogramm (AFAS) basiert auf dem stationären Düsseldorfer Asthma-Behandlungs- und Schulungsprogramm (ABUS), das als besonders gut evaluiert gilt und belegen konnte, wie drastisch mit einem solchen Vorgehen langfristig Kosten im Rahmen des Asthma-Managements eingespart werden können (vgl. Richter, 1998).

Kasten 11:
Schulungsinhalte des ambulanten Fürther Asthma-Schulungsprogramms
(AFAS; nach Worth, 1997, S. 148).

1. Doppelstunde	**2. Doppelstunde**
Was ist Asthma?	Der medikamentöse Stufenplan
Anatomie und Physiologie der Atmung	Antiallergisch wirkende Medikamente
Allergien	Bronchienerweiternde Medikamente
Peak-Flow-Messung und Protokollierung (Ampelsystem)	
3. Doppelstunde	**4. Doppelstunde**
Cortison	Bronchialinfekt
Dosisanpassung der Medikation	Der schwere Asthmaanfall
Nächtliche Atemnot	Übungen mit Peak-Flow-Tagebüchern
Asthma und körperliche Aktivität	

Das Programm ist sehr auf den Dialog mit dem Patienten ausgerichtet, wobei der Erfolg des Programms entscheidend von der Fähigkeit des Trainers abhängt, effektiv mit den Teilnehmern zu kommunizieren (vgl. Worth,

Die kommunikative Kompetenz des Trainers ist entscheidend

79

1997, S. 149). Das Programm knüpft an den persönlichen Erfahrungen der Teilnehmer an, die diese im Umgang mit ihrem Asthma gesammelt haben.

7.4 Effekte der Patientenschulung

Volmer (1997) verdeutlicht die Effekte von Patientenschulung unter gesundheitsökonomischer Sicht. So lassen sich durch eine Patientenschulung die folgenden Effekte erzielen:

– die Inhalationstechnik der Patienten verbessert sich,

Gesundheits- ökonomische Effekte und humane Ziele sind verein- bar

– die Anwendung von Spacern, Peak-Flow-Metern und inhalativen Cortison-Präparaten erfolgt sachgemäßer und daraus resultierend

– verringern sich die Anzahl und Dauer von Krankenhauseinweisungen, wie auch die Frequenz asthmabedingter Notfälle deutlich.

Unter psychologischen Aspekten faßt Petermann (1997a) die Erträge einer verhaltenspsychologisch orientierten Schulung wie folgt zusammen:

– Durch eine Patientenschulung lernen Asthmatiker eigenverantwortlich mit ihrer Krankheit und den damit verbundenen Folgen umzugehen;

– sie können den Handlungsbedarf realistischer abschätzen (z. B. bezüglich der Risiken von Auslösern oder körperlichen Belastungen),

– sie können die asthmabedingten Ängste relativieren und

– die asthmaspezifischen Krisen (Notfälle) besser bewältigen;

– die Patienten arbeiten selbstkontrollierter und ausdauernder im Rahmen der Behandlung des Asthmas mit und

– verhalten sich im Kontext der medizinischen Versorgung kooperativer.

In einer Übersichtsarbeit von Petermann, Niebank und Petro (1997) wurde sowohl über Effekte bei Schulungsprogrammen für Kinder und deren Eltern als auch über Schulungsprogramme bei Erwachsenen berichtet. Bei erwachsenen Asthmatikern zeigten sich folgende Effekte:

– verbessertes krankheitsspezifisches Wissen,

Die Schulungs- effekte bei Kindern und Erwachsenen sind ver- gleichbar

– verbesserte Medikamenteneinnahme,

– Rückgang der Anfallshäufigkeit,

– verringerte Beschwerden,

– korrekte Anwendung von Inhalationshilfen,

– weniger Klinikaufenthalte,

– weniger Notfallbehandlungen,

– weniger Patienten mit mittlerer und schwerer Obstruktion und

– Abnahme der Arbeitsunfähigkeitstage.

80

Nur in wenigen Fällen wird allerdings von einer Verbesserung der Lungen-funktion berichtet (vgl. Kotses & Harver, 1998), auf die jedoch auch eine Patientenschulung nicht primär abzielt.

In derselben Übersicht berichten Petermann et al. (1997) über folgende Effekte bei Kindern und ihren Eltern:

- verbessertes krankheitsspezifisches Wissen,
- verringerte Angst bei Eltern und Kindern,
- korrekte Anwendung von Inhalationshilfen,
- weniger Schulversäumnisse und Einschränkungen im Alltag,
- besseres Erkennen von Warnsignalen,
- verringerte Angstwerte (State-Angst),
- weniger Notfallaufnahmen,
- verringerte Morbidität,
- geringere Anfallsdauer und Anfallsfolgen.

Selbstverständlich konnten nicht in allen Studien alle genannten Effekte gefunden werden; dennoch wird überall von einem positiven Ertrag in we-nigstens einigen der angeführten Merkmale berichtet.

8 Schlußbetrachtungen

Das vorliegende Buch präsentierte dem Leser vielleicht zwei Enttäuschun-gen: *Erstens* handelt es sich beim Asthma um *keine psychosomatische Krankheit,* sondern um eine körperliche Erkrankung mit chronischem Ver-lauf, die lediglich auch von psychischen Prozessen ausgelöst werden kann und auf jeden Fall von psychosozialen Folgen moderiert wird. *Zweitens* ist die Behandlung des Asthmas nicht psychotherapeutisch orientiert. Diese Enttäuschungen kann man jedoch leicht überwinden, wenn man sich die Perspektiven verdeutlicht, die sich aus der psychosozialen Betreuung chro-nisch-kranker Patienten für die Klinische Psychologie ergeben. Die *verhal-tenspsychologische Sichtweise* bildet dabei den Rahmen, um die Phänome-ne einzuordnen. Die *Methoden der Verhaltenstherapie* liefern vielfach die geeigneten Interventionsstrategien. Diese Methoden können zur Sekundär-prävention (also zur Vermeidung psychosozialer Folgen bei körperlichen Krankheiten), zur Rehabilitation, aber auch psychotherapeutisch eingesetzt werden. In diesem Rahmen leistet die Klinische Psychologie / Verhaltens-

Mit der Verhaltens-therapie chronische Krankheiten bewältigen

therapie zur Verbesserung der Gesundheitsversorgung vielfältige Beiträge, auf die kurz eingegangen werden soll.

- *Compliance-Verbesserung.* Eines der zentralen Probleme des Asthma-Managements stellt die Non-Compliance der Patienten dar. Asthma verursacht – wie erwähnt - jährlich in Deutschland Kosten von über fünf Milliarden DM (vgl. Volmer, 1997), von denen ein erheblicher Anteil aus der mangelnden Mitarbeit der Patienten resultiert. Wahrscheinlich schlagen sich die rasanten Fortschritte in den medizinischen Behandlungsmöglichkeiten der chronisch-obstruktiven Atemwegserkrankungen der letzten Jahre vor allem deshalb nicht in einer Verbesserung der Morbidität und Mortalität nieder, weil es den Patienten häufig nur unzureichend gelingt, die Therapieempfehlungen korrekt umzusetzen. Non-Compliance hat vielfältige Ursachen, die sich sehr schwer beeinflussen lassen (vgl. Petermann, 1998). Am erfolgversprechendsten lassen sich Motivation und Kompetenz zum Asthma-Management mit Hilfe von verhaltensorientierten Patientenschulungen erhöhen.

- *Patientenschulung und Verhaltenstraining.* Durch verhaltensorientierte und wissenschaftlich überprüfte Programme zur Patientenschulung können Behandlungskosten gesenkt und zugleich die Compliance und Lebensqualität der Patienten erhöht werden. Die Fortentwicklung dieser Programme setzt einen noch stärkeren Einbezug von Erkenntnissen aus der Verhaltenstherapie voraus. Praxisnahe Strategien zur Modifikation der Körperwahrnehmung sind dringend notwendig, um einen „erfahrungsbezogenen" Zugang zum Asthma-Management zu ebnen.

Es sollten stark individualisierte Programme entwickelt werden, die den Problemlagen von Risikopatienten besser entsprechen. Der Einbezug des sozialen Umfeldes wird wichtiger, da schon in der Manifestationsphase des Asthmas, also bei jungen Kindern geschult werden sollte. Ein solches Vorgehen setzt die Mitwirkung der Familie voraus. Es handelt sich hierbei um neue Betreuungsmodelle, die in das Arbeitsfeld des *Klinischen Kinderpsychologen* fallen.

- *Psychotherapeutische Zusatzangebote.* Psychotherapeutische Angebote klassischer Prägung, zum Beispiel bei der Behandlung einer *assoziierten Angst- oder Panikstörung,* repräsentieren wichtige, aber sicherlich keine Routine-Aufgaben einer psychologischen Betreuung von Asthmatikern. Solche Aufgaben setzen eine differenzierte Kenntnis der weitverbreiteten Krankheit „Asthma" voraus. Die hohen Prävalenzzahlen aufgrund des komorbiden Auftretens von Asthma und Angststörungen sollten Psychotherapeuten veranlassen, auch Kenntnisse in Patientenschulung zu erwerben (vgl. Petermann, 1997b).

- *Patientenorientierung in der Gesundheitsversorgung.* Die medizinische Behandlungsziele orientieren sich an wissenschaftlichen Konsensuskonferenzen. Die „objektiven" Behandlungsziele stimmen häufig nicht mit der Perspektive des Patienten überein, da für ihn alltagsnähere Aspekte im Vordergrund stehen. Ein optimaler Behandlungsplan ist nutzlos, wenn der Patient nicht bereit oder in der Lage ist, ihn auch exakt umzusetzen. Erst wenn die persönlichen und sozialen Voraussetzungen des Patienten berücksichtigt werden und diese in die Therapieplanung einfließen, wird ein optimaler Therapieerfolg möglich. Je einfacher das Behandlungsschema, je geringer die Anzahl und Dosierung der verschriebenen Arzneimittel und je kleiner die erforderlichen Änderungen des Lebensstils, desto höher die Wahrscheinlichkeit der Compliance des Patienten.

Die Patientenrolle partnerschaftlich neu gestalten

Da die Compliance letztlich nur im Rahmen eines partnerschaftlich ausgehandelten Therapieplanes befriedigend realisiert werden kann, stellt die Weiterentwicklung der Arzt-Patienten-Interaktion (z. B. Konzepte für eine konsensuale Bestimmung der Therapieziele zwischen Arzt und Patient) in Zukunft eine wichtige Aufgabe der Klinischen Psychologie dar. Patientennahe Versorgungskonzepte erfordern gemeinsam erstellte Therapieziele und einen pragmatischen Behandlungsplan, der

– die medizinischen Notwendigkeiten erfüllt,

– für den Patienten akzeptabel, erfüllbar und nutzbringend ist und

– seine Erwartungen, Fähigkeiten oder Ängste ausdrücklich berücksichtigt.

- *Interdisziplinarität als Chance.* Bei der Problemlage des Asthmatikers kommt dem Verhaltenstherapeuten eine wichtige Rolle zu, die von der Mitwirkung im Kontext der *Patientenschulung,* über psychologische Gruppenangebote wie *Anti-Raucher-Programme* bis zur individuellen Behandlung von *asthma- oder behandlungsspezifischen Ängsten* reicht. Mit dieser Perspektive soll verdeutlicht werden, daß die Aufgabenstellung des Klinischen Psychologen und Psychotherapeuten Dialogfähigkeit und Interdisziplinarität verlangt, die schrittweise über Jahre eingeübt werden muß. Bestimmte historisch überholte Vorstellungen, wie die psychoanalytisch orientierte „Asthmatheorie" oder die Annahme, Asthmatiker würden eine spezifische Persönlichkeitsstruktur aufweisen, behindern heute leider immer noch den Dialog mit anderen Disziplinen.

Klinische Psychologen sind aufgefordert, sich interdisziplinär zu orientieren

9 Weiterführende Literatur

Kotses, H. & Harver, A. (Eds.) (1998). *Self-management of asthma*. New York: Dekker.
Nolte, D. (1995). *Asthma* (6., erweit. Auflage). München: Urban & Schwarzenberg.
Petermann, F. (Hrsg.) (1997a). *Asthma und Allergie* (2., erweit. Auflage). Göttingen: Hogrefe.
Petermann, F. (Hrsg.) (1997b). *Patientenschulung und Patientenberatung* (2., vollständig überarbeit. Auflage). Göttingen: Hogrefe.
Rothe, T. (1998). *Modernes Asthma-Management*. Bern: Huber.

10 Literatur

Bauman, A. (1998). The challenge of adherence (compliance) for adolescents with asthma in Australia. *Clinical Asthma Review, 2,* 27-30.
Berdel, D., Reinhardt, D., Hofmann, D., Leupold, W. & Lindemann, H. (1998). Therapie-Empfehlungen der Gesellschaft für Pädiatrische Pneumologie zur Behandlung des Asthma bronchiale bei Kindern und Jugendlichen. *Monatsschrift Kinderheilkunde, 146,* 492-497.
Bergmann, K.-Chr. & Petermann, F. (1998). Methoden und Ergebnisse der Compliance-Forschung bei erwachsenen Asthmatikern. In F. Petermann (Hrsg.), *Compliance und Selbstmanagement* (231-245). Göttingen: Hogrefe.
Bussing, R., Burket, R. & Kellerher, E. T. (1996). Prevalence of anxiety disorders in a clinic-based sample of pediatric asthma patients. *Psychosomatics, 37,* 108-115.
Butz, A. M. & Alexander, C. (1993). Anxiety in children with asthma. *Journal of Asthma, 30,* 199-209.
Campbell, D. A. (1998). Psychosocial factors in asthma mortality. *Clinical Asthma Review, 2,* 31-35.
Carr, R. E. (1998). Panic disorder in asthma: Causes, effects and research implications. *Journal of Psychosomatic Research, 44,* 43-52.
Carr, R. E., Lehrer, P. M. & Hochron, S. M. (1992). Panic symptoms in asthma and panic disorder: A preliminary test of the dyspnea-fear theory. *Behavioural Respiratory Therapy, 30,* 251-261.
Cegla, U. H. (1992). *Atem-Techniken. Physiotherapeutische, psychologische und apparative Hilfen zur Erleichterung von Atemnot*. Stuttgart: Thieme.
Clark, N. M., Evans, D., Zimmermann, B. J. & Mellins, R. B. (1994). Patient and family management of asthma: Theory-based techniques for the clinician. *Journal of Asthma, 31,* 427-435.
Dahlem, N. W., Kinsman, R. A. & Horten, D. J. (1977). Panic-fear in asthma: request for as-needed (PRN) medications in relation to pulmonary function measures. *Journal of Allergy and Clinical Immunology, 60,* 295-307.
Dahme, B., Richter, R. & Mass, R. (1996). Interoception of respiratory resistance in asthmatic patients. *Biological Psychology, 42,* 215-229.

Dierkes-Globisch, A., Merget, R. & Baur, X. (1998). Die Prognose des Asthma bronchiale. *Versicherungsmedizin, 50,* 50-54.

French, T. B. & Alexander, F. (1941). *Psychogenic factors in bronchial asthma. Psychosomatic Medicine Monograph 4.* Washington: National Research Council.

Godding, V., Kruth, M. & Jamart, J, (1997). Joint consultation for high-risk asthmatic children and their families, with pediatrician and child psychiatrist as co-therapists: model and evaluation. *Family Process, 36,* 265-280.

Hampel, P. & Petermann, F. (1998). *Anti-Streß-Training für Kinder.* Weinheim: Psychologie Verlags Union.

Hyland, M. E., Finnis, S. & Irvine, H. (1991). A scale for assessing quality of life in adult asthma sufferers. *Journal of Psychosomatic Research, 35,* 99-110.

Jinot, J. & Bayard, S. (1994). Respiratory health effects of passive smoking: EPA's Weight-of-Evidence Analysis. *Journal of Clinical Epidemiology, 47,* 339-349.

Jones, P. W., Quirk, F. H. & Baveystock, C. M. (1991). The St. George's Respiratory Questionnaire. *Respiratory Medicine, 85,* Suppl. B., 25-31.

Kaiser, U., Lütke Fremann, H. & Schmitz, M. (1997). Atemwegserkrankungen. In F. Petermann (Hrsg.), *Rehabilitation* (2. erweit. Auflage, 165-192). Göttingen: Hogrefe.

Kinsman, R. A., Luparello, T., O'Banion, K. & Spector, S. (1973). Multidimensional analysis of the subjective symptomatology of asthma. *Psychosomatic Medicine, 35,* 250-267.

Kotses, H. & Harver, A. (Eds.) (1998). *Self-management of asthma.* New York: Dekker.

Lecheler, J., Biberger, A. & Pfannebecker, B. (1997). *Asthma und Sport.* Berchtesgaden: INA-Verlag

Lehrer, P. M., Isenberg, S. & Hochron, S. M. (1993). Asthma and emotion: A review. *Journal of Asthma, 30,* 5-21.

McNabb, W. L., Wilson-Pessano, S. R. & Jacobs, A. M. (1986). Critical self-management competencies for children with asthma. *Journal of Pediatric Psychology, 11,* 103-117.

Meijers, A. M., Griffioen, R. W., van Nierop, J. C. & Oppenheimer, L. (1995). Intractable or uncontrolled asthma: Psychosocial factors. *Journal of Asthma, 32,* 265-274.

Miller, B. D. & Wood, B. (1995). „Psychophysiologic Reactivity" in asthmatic children: A new perspective on emotionally triggered asthma. *Pediatric Asthma, 9,* 133-142.

Mühlig, S., Bergmann, K.-Chr., Emmermann, A. & Petermann, F. (1998). Der Fragebogen zur Lebensqualität bei Asthma (FLA) – Untersuchungen zur Dimensionalität und Hinweise zur Auswertung. *Pneumologie, 52,* 35-40.

Mühlig, S. & Petermann, F. (1998). Krankheitsspezifische Erhebungsverfahren zur Lebensqualität bei Patienten mit Asthma und chronisch-obstruktiver Bronchitis: Das „St. George's Respiratory Questionnaire (SGRQ)" und der „Fragebogen zur Lebensqualität bei Asthma (FLA)". *Die Rehabilitation, 37,* XXV-XXXIX.

Mühlig, S., Schulz, M., Stahl, A., Petermann, F. & Bergmann, K.-Chr. (1997). Pharmaceutical Care: Eine neue Form der Patientenbetreuung durch den Apotheker. In F. Petermann (Hrsg.), *Patientenschulung und Patientenberatung* (187-229, 2., vollständig überarbeit. Auflage). Göttingen: Hogrefe.

Mutius, E. von (1997). Epidemiologie des Asthma bronchiale im Kindesalter. *Pneumologie, 51,* 949-961.

Noeker, M. (1991). *Subjektive Beschwerden und Belastungen bei Asthma bronchiale im Kindes- und Jugendalter.* Frankfurt: Lang.

Noeker, M. (1997). Psychological aspects of adherence to inhaled glucocorticoid therapy. *Clinical Asthma Reviews, 1,* 129-138.

Park, S. J., Sawyer, S. M. & Glaun, D. E. (1996). Childhood asthma complicated by anxiety:

An application of cognitive behavioural therapy. *Journal of Pediatrics and Child Health, 32,* 183-187.

Petermann, F. (Hrsg.) (1997a). *Asthma und Allergie* (2., erweit. Auflage). Göttingen: Hogrefe.

Petermann, F. (Hrsg.) (1997b). *Patientenschulung und Patientenberatung* (2., vollständig überarbeit. Auflage). Göttingen: Hogrefe.

Petermann, F. (Hrsg.) (1998). *Compliance und Selbstmanagement.* Göttingen: Hogrefe.

Petermann, F. & Bergmann, K.-Chr. (Hrsg.) (1994). *Lebensqualität und Asthma.* München: Quintessenz.

Petermann, F. & Beys, M. (1994). Asthma bronchiale. In F. Petermann & D. Vaitl (Hrsg.), *Handbuch der Entspannungsverfahren,* Band 2 (131-148). Weinheim: Psychologie Verlags Union.

Petermann, F., Niebank, K. & Petro, W. (1997). Neuere Ergebnisse zur Patientenschulung bei Asthmatikern. In F. Petermann (Hrsg.), *Asthma und Allergie* (2., vollständig überarbeit. Auflage, 115-135). Göttingen: Hogrefe.

Petermann, F. & Schäfer, G. D. (1997). Anti-Raucherprogramm für Eltern asthmakranker Kinder. In F. Petermann (Hrsg.), *Patientenschulung und Patientenberatung* (2., vollständig überarbeit. Auflage, 157-185). Göttingen: Hogrefe.

Petermann, F. & Walter, H.-J. (1997). Patientenschulung mit asthmakranken Kindern und Jugendlichen. In F. Petermann (Hrsg.), *Patientenschulung und Patientenberatung* (2., vollständig überarbeit. Auflage, 123-142). Göttingen: Hogrefe.

Richter, B. (1998). Einfluß strukturierter Therapieprogramme auf das Selbstmanagement erwachsener Asthmatiker. In F. Petermann (Hrsg.), *Compliance und Selbstmanagement* (257-272). Göttingen: Hogrefe.

Richter, R. (1988). Auslösung und Unterhaltung des Asthmas durch psychologische Faktoren. In G. Schultze-Werninghaus & M. Debelic (Hrsg.), *Asthma: Grundlagen – Diagnostik – Therapie* (190-198). Berlin: Springer.

Rothe, T. (1998). *Modernes Asthma-Management.* Bern: Huber.

Rushford, N., Tiller, J. W. & Pain, M. C. (1998). Perception of natural fluctuations in peak flow in asthma: Clinical severity and psychological correlates. *Journal of Asthma, 35,* 251-259.

Schmidt, L. R. & Dlugosch, G. E. (1997). Psychologische Grundlagen der Patientenschulung und Patientenberatung. In F. Petermann (Hrsg.), *Patientenschulung und Patientenberatung* (2., vollständig überarbeit. Auflage, 23-51). Göttingen: Hogrefe.

Schmidt, S. M., Balke, E. H., Nüske, F., Leistikow, G. & Wiersbitzky, S. K. (1997). Der Einfluß der ambulanten Sporttherapie auf das Asthma bronchiale bei Kindern. *Pneumologie, 51,* 835-841.

Schüffel, W., Herrmann, J. M. & Dahme, B. & Richter, R. (1996). Asthma bronchiale. In R. H. Adler, J. M. Herrmann, K. Köhle, O. W. Schonecke, T. v. Uexküll & W. Wesiack (Hrsg.), *Psychosomatische Medizin* (5. Auflage, 810-824). München: Urban & Scharzenberg.

Steinhausen, H.-C. (1998). Psychosomatische Störungen. In F. Petermann (Hrsg.), *Lehrbuch der Klinischen Kinderpsychologie* (3. Auflage, 423-454). Göttingen: Hogrefe.

Strunk, R. (1993). Psychische Faktoren und ihre Bedeutung für die Prognose des Asthmas. In F. Petermann & J. Lecheler (Hrsg.), *Asthma bronchiale im Kindes- und Jugendalter* (3., erweit. Auflage, 71-78). München: Quintessenz.

Vasquez, M. T. & Buceta, M. I. (1993). Psychological treatment of asthma: Effectiveness of a self-management program with and without relaxation training. *Journal of Asthma, 30,* 171-183.

Vogt, M. & Schandry, R. (1995). Symptomwahrnehmung bei Asthmapatienten. *Pneumologie, 49,* 316-321.

86

Volmer, T. (1997). Wirtschaftlichkeitsüberlegungen bei Patientenschulungen. In F. Petermann (Hrsg.), *Patientenschulung und Patientenberatung* (2., vollständig überarbeit. Auflage, 101-120). Göttingen: Hogrefe.

Wamboldt, M. Z., Fritz, G., Mansell, A., McQuaid, E. L. & Klein, R. B. (1998). Relationship of asthma severity and psychological problems in children. *Journal of American Child and Adolescent Psychiatry, 37,* 943-955.

Wettengel, R., Berdel, D., Krause, J., Kroegel, C., Kroidl, R. F., Leupold, W., Lindemann, H., Magnusson, H., Meister, R., Morr, H., Nolte, D., Rabe, K., Reinhardt, D., Sauer, R., Schultze-Werninghaus, G., Ukena, D. & Worth, H. (1998). Empfehlungen zur Asthmatherapie bei Kindern und Erwachsenen. *Medizinische Klinik, 93,* 639-650.

Wilson, S. R., German, D. F., Lulla, S., Chardon, L., Starr-Schneidkraut, N. & Arsham, G. M. (1993). A controlled trial of two forms of self-management education for adults with asthma. *The American Journal of Medicine, 94,* 564-576.

Wöller, W. (1998). *Maladaptives Krankheitsverhalten bei Asthma bronchiale. Zentrale Beziehungsmuster als Determinante von Risikoverhaltensweisen.* Göttingen: Vandenhoeck & Ruprecht.

Worth, H. (1997). Patientenschulung mit asthmakranken Erwachsenen. In F. Petermann (Hrsg.), *Patientenschulung und Patientenberatung* (2., vollständig überarbeit. Auflage, 143-155). Göttingen: Hogrefe.

11 Anhang

Asthma-Anamnese-Bogen

1. Bisherige Entwicklung des Asthmas

_____

2. Familiäre Belastung durch atopische Erkrankungen
(Haut- und Nahrungsmittelallergien, Neurodermitis, Heuschnupfen, Asthma)

_____

3. Körperliche Einschränkungen in den letzten drei Monaten
- Frequenz: Atemnot _____
- Frequenz: Asthmaanfälle _____
- Infekte _____
- Auswurf _____
- Allergenbelastetheit _____
- Belastetheit bei körperlichen Anstrengungen _____
- gestörter Nachtschlaf (aufgrund von Angst, Atemnot, Husten) _____
- Krankenhausaufenthalte wegen Asthma _____
- Fehltage (Arbeit, Ausbildung, Schule) _____

4. Auslöser
- Nahrungsmittel _____
- unspezifische Reize (z. B. Rauch, kalte Luft) _____
- tierische und menschliche Materialien (z. B. Milben in der Landwirtschaft) _____
- pflanzliche Materialien (z. B. Mehlstaub in der Bäckerei) _____
- Enzyme _____
- Farbstoffe _____
- Metallsalze (z. B. Chromate, Cobalt) _____
- Medikamente _____
- Sonstiges _____

5. Allergiebelastetheit der Wohnung
- Haustiere und Hausstaubmilben _____
- feuchte Stellen / Schimmel _____

6. Spürbare körperliche Veränderungen vor dem Auftreten von Atemnot / eines Asthmaanfalls
- Husten _____
- Kopfschmerzen _____
- Stechen in der Brust _____
- Pfeifen in der Brust _____
- körperliche Schlappheit _____
- hochgezogene Schultern _____
- Engegefühl in der Brust _____

7. **Psychische Auslöser des Asthmas**
   - Ärger / Wut _____
   - Ängste _____
   - Streß _____
   - Freude, Lachen _____
   - Sonstiges _____

8. **Medikamente zur Behandlung des Asthmas**
   - Welche _____
   - Wie häufig angewandt _____
   - Besteht die Neigung, die Einnahme zu vergessen _____
   - Wann werden Medikamente vergessen _____

9. **Peak-Flow**
   - Ein Gerät vorhanden _____
   - Nutzung: Wie häufig _____

10. **Rauchen**
   - Aktiv _____
   - Passiv (andere Familienmitglieder, am Arbeitsplatz, Freunde) _____

11. **Sportliche Aktivitäten**
   - Sportart _____
   - zeitlicher Umfang pro Woche _____

12. **Psychische Reaktionen auf das Asthma**
   - sozialer Rückzug _____
   - asthmabezogene Ängste (z. B. nachts, vor dem Ersticken) _____
   - behandlungsbezogene Ängste (z. B. vor Cortison) _____
   - Verleugnen des Asthmas (Beruf / Schule) _____
   - Ärger und Wut _____
   - depressive Reaktionen (Traurigkeit, Zweifel) _____
   - asthmabedingtes Vermeiden von Anforderungen
     (Beruf / Schule, Familie, Sport) _____

13. **Reaktionen des sozialen Umfeldes**
   - Überbesorgtheit / Verwöhnung _____
   - geringe soziale Unterstützung _____
   - Sonstiges _____

14. **Teilnahme an einer Patientenschulung**
   - ambulant _____
   - stationär (Akut-, Reha-Klinik) _____

15. **Weiteres asthmabezogenes Engagement**
   - Selbsthilfegruppe _____
   - Asthmasportgruppe _____
   - Atemtherapiegruppe _____

Asthma-Symptom-Liste (ASL)
dt. Fassung von Richter & Dahme

Name/Nr. _____   Datum: _____

*Wie Sie sicherlich aus eigener Erfahrung wissen, verändert sich während asthmatischer Beschwerden nicht nur das körperliche Wohlbefinden, sondern tritt oft auch eine Veränderung in der Stimmungslage auf. **Unter asthmatischen Beschwerden möchten wir die ganze Reichweite von einem ersten Engegefühl in der Brust bis hin zu schwerer Atemnot verstanden wissen.***
Im folgenden Fragebogen finden Sie eine Reihe von Begriffen, mit denen sich das körperliche und gefühlsmäßige Befinden während asthmatischer Beschwerden beschreiben läßt.
*Es gibt keine richtigen oder falschen Antworten. Überlegen Sie bitte nicht lange und denken Sie daran, diejenige Antwort auszuwählen, die am besten beschreibt, wie Sie sich **während asthmatischer Krisen bzw. Anfälle** fühlen.*

Geben Sie bitte an, wie oft Sie die aufgeführten Beschwerden an sich selbst bemerkt haben, indem Sie bei jedem Begriff die Zahl unter der von Ihnen gewählten Antwort ankreuzen.
Beispiel:

	nie	selten	gele-gentlich	oft	immer
0. Magenschmerzen	0	1	2	3	4

(Das Kreuz auf der „1" bedeutet, daß Sie während asthmatischer Beschwerden „selten" Magenschmerzen haben.)

	nie	selten	gele-gentlich	oft	immer
1. Kribbeln und Prickeln	0	1	2	3	4
2. schwindelig	0	1	2	3	4
3. Druck auf der Brust	0	1	2	3	4
4. ärgerlich	0	1	2	3	4
5. Gefühl von tausend Stecknadeln	0	1	2	3	4
6. lahm	0	1	2	3	4
7. Angst, allein gelassen zu werden	0	1	2	3	4
8. Jucken und Brennen auf der Haut	0	1	2	3	4
9. aufbrausend	0	1	2	3	4
10. beunruhigt	0	1	2	3	4
11. Atemgeräusche (z. B. Pfeifen, Giemen)	0	1	2	3	4
12. gereizt	0	1	2	3	4
13. schläfrig	0	1	2	3	4
14. Engegefühl in der Brust	0	1	2	3	4
15. ängstlich, nervös	0	1	2	3	4
16. erschöpft	0	1	2	3	4
17. unglücklich	0	1	2	3	4
18. zornig	0	1	2	3	4
19. müde	0	1	2	3	4
20. Kopfschmerz	0	1	2	3	4
21. abgespannt	0	1	2	3	4
22. bedrückt	0	1	2	3	4
23. Stau in der Brust	0	1	2	3	4
24. nach Luft ringen	0	1	2	3	4
25. kratzbürstig	0	1	2	3	4

90

Fragebogen zur Lebensqualität bei Asthma (FLA)
von Petermann & Bergmann (1994)

	stimmt genau	stimmt in etwa	stimmt nicht	nicht anwendbar
1. Bei privaten Einladungen befürchte ich, daß irgendetwas in der dortigen Umgebung einen Atemnot- oder Hustenanfall auslösen könnte.	1	2	3	4
2. Aufgrund meines Asthmas sind meine Urlaubsmöglichkeiten beschränkt.	1	2	3	4
3. Ich habe einen gesunden Schlaf.	1	2	3	4
4. Es fällt mir leicht, meine Einkäufe zu tragen.	1	2	3	4
5. Ich denke fast nie an mein Asthma.	1	2	3	4
6. Manchmal muß ich Menschen enttäuschen, weil ich Versprechungen wegen meines Asthmas nicht immer einhalten kann.	1	2	3	4
7. Ich mache mir niemals Sorgen, daß ein geplanter Urlaub negative Auswirkungen auf mein Asthma haben könnte.	1	2	3	4
8. In den meisten Nächten wache ich auf und brauche mein Dosieraerosol oder Inhalationsgerät.	1	2	3	4
9. Arbeiten, die mich körperlich stark beanspruchen (z.B. Gartenarbeit), fallen mir schwer.	1	2	3	4
10. Ich nehme die ersten Anzeichen einer Erkältung eher wahr als andere Leute.	1	2	3	4
11. Von Zeit zu Zeit habe ich Schwierigkeiten, mich im Hause zu bewegen.	1	2	3	4
12. Ich glaube, daß mein Asthma keine Auswirkungen auf das Leben meiner Angehörigen hat.	1	2	3	4
13. Ich habe das Gefühl, etwas zu versäumen, da ich an einigen sportlichen Aktivitäten nicht teilnehmen kann.				
14. Ich kann auf die gleiche Art und Weise wie jeder andere Urlaub machen.	1	2	3	4
15. Mir fällt die Hausarbeit leicht.	1	2	3	4
16. Ich habe das Gefühl, meinen Körper nicht unter Kontrolle zu haben.	1	2	3	4
17. Ich bin besorgt, weil ich nicht weiß, wann ich den nächsten Atemnot-/Hustenanfall haben werde.	1	2	3	4

91

	stimmt genau	stimmt in etwa	stimmt nicht	nicht anwendbar
18. Ich werde unruhig, wenn ich kurzatmig bin.	1	2	3	4
19. Aufgrund meines Asthmas schlafe ich schlecht.	1	2	3	4
20. Heimwerker-Aktivitäten wie z.B. Tapezieren fallen mir schwer.	1	2	3	4
21. Ich kann ohne Probleme in eine Gaststätte gehen.	1	2	3	4
22. Ich muß nachts häufig husten.	1	2	3	4
23. Aufgrund meines Asthmas kann ich einige Arbeiten, die ich gerne verrichten würde, nicht ausführen.	1	2	3	4
24. Ich neige dazu, Personen mit Erkältung zu meiden.	1	2	3	4
25. Ich kann eine Treppe hinaufgehen, ohne anzuhalten.	1	2	3	4
26. Ich versuche, Aufregungen zu vermeiden, weil sich dadurch mein Asthma verschlimmert.	1	2	3	4
27. Ich fühle mich so hilflos, weil ich Asthma habe.	1	2	3	4
28. Wenn ich ausgehe, muß ich wegen meines Asthmas manchmal früher nach Hause gehen als andere.	1	2	3	4
29. Der Ablauf meiner Arbeit ändert sich durch mein Asthma nicht.	1	2	3	4
30. Erkältungen dauern bei mir länger als bei anderen.	1	2	3	4
31. Ich kann eine Treppe nur dann hinaufgehen, wenn ich eine oder mehrere Pausen einlege.	1	2	3	4
32. Ich habe eine gute Zukunft vor mir.	1	2	3	4
33. Wenn mein Asthma sich verschlechtert, dann arbeite ich auch schlecht.	1	2	3	4
34. Es gibt Orte, wo ich gerne hinginge, es aber aufgrund meines Asthmas nicht kann.	1	2	3	4
35. Wegen meines Asthmas fühle ich mich manchmal sexuell frustriert.	1	2	3	4
36. Ich mache mir Sorgen darüber, wie mein Gesundheitszustand in 10 Jahren aussehen wird.	1	2	3	4
37. Ich bin oft deprimiert wegen meines Asthmas.	1	2	3	4
38. Ich kann mich gut entspannen.	1	2	3	4
39. Mein Asthma beeinträchtigt mich tatsächlich nur bei einem Anfall.	1	2	3	4
40. Ich vertraue auf meine Fähigkeit, mit einem Husten-/Atemnotanfall fertig zu werden.	1	2	3	4

92

Vorläufige Auswertungsanleitung für den FLA

1) **Dateneingabe**
   Die Werte werden wie folgt kodiert: „stimmt genau" = 1, „stimmt in etwa" = 2, „stimmt nicht" = 3, „nicht anwendbar" = 4, unbeantwortete Items = 7.

2) **Werte außerhalb des Wertebereichs in fehlende Werte umwandeln**
   Werte, die außerhalb des definierten Wertebereichs (1-3) liegen, werden als fehlende Werte kodiert.

3) **Umpolung der Werte bei 14 Items**
   Die Items 3, 4, 5, 7, 12, 14, 15, 21, 25, 29, 32, 38, 39, 40 werden umgepolt, d. h. „stimmt genau" = 3, „stimmt in etwa" = 2, „stimmt nicht" = 1.

4) **Fälle mit zu vielen fehlenden Werten ausschließen**
   Alle Fälle mit mehr als fünf fehlenden Werten werden von der weiteren Datenanalyse ausgeschlossen.

5) **Fehlende Werte durch Mittelwerte ersetzen**
   Fehlende Werte bei einzelnen Items werden durch den Mittelwert ersetzt, der aus den Antworten der jeweiligen Person auf die beantworteten Items gebildet wird.

6) **Summenwerte für den Gesamttest berechnen**
   Die Rohwerte aller Items des FLA werden aufsummiert.

7) **Summenwerte für die drei Dimensionen berechnen**
   Die Rohwerte der einzelnen Dimensionen werden für sich aufsummiert.

8) **Summenwerte in 0-100-Skalenwerte transformieren**
   Die Summenwerte der drei Dimensionen sowie der Gesamtskala werden in eine 0 bis 100-Skala umgerechnet. Die Transformation wird nach folgender Formel vollzogen:

   Transformierte Skala (Summenscore) =
   [(tatsächlicher Summenwert - niedrigst möglicher Summenwert) /
   mögliche Spannweite der Summenwerte] x 100

Werte für die Berechnung der transformierten Lebensqualitätswerte des FLA			
Dimension/ Skala	Summe der Itemwerte (Ziffern geben die Nr. der Fragebogen aus dem FLA an)	Niedrigster und höchst möglicher Rohwert	Mögliche Spannweite des Rohwertes
Gesamtskala	Summe über alle Items	40, 120	80
Physische Merkmale	3+8+9+10+11+19+22+24+25 +30+31	11, 33	22
Psychische Belastung	1+5+7+13+16+17+18+26+27 +32+35+36+37+38+40	15, 45	30
Funktionaler Status	2+4+6+12+14+15+20+21+23 +28+29+33+34+39	14, 42	28

„St. George's Hospital" Fragebogen zu Atemwegsbeschwerden (SGRQ)[1]

Mit diesem Fragebogen möchten wir mehr darüber erfahren, welche Beschwerden Ihnen Ihre Atmung bereitet und wie sich diese auf Ihr Leben auswirken. Wir möchten dadurch herausfinden, was Ihnen an Ihrer Erkrankung aus Ihrer Sicht die meisten Probleme bereitet, und nicht, was die Ärzte und das Pflegepersonal dazu meinen.

Lesen Sie bitte die Anleitung sorgfältig und fragen Sie nach, wenn Sie etwas nicht verstehen. Denken Sie nicht zu lange über Ihre Antwort nach.

TEIL 1

Diese Fragen beziehen sich auf die Häufigkeit Ihrer Atemwegsbeschwerden in den vergangenen 3 Monaten. Bitte kreuzen Sie für jede Frage 1 Kästchen an.

	An den meisten Tagen der Woche	An mehreren Tagen der Woche	An ein paar Tagen im Monat	Nur bei Infektionen der Atemwege	Gar nicht
1. Während der letzten 3 Monate habe ich gehustet:	☐	☐	☐	☐	☐
2. Während der letzten 3 Monate habe ich Schleim (Auswurf ausgehustet:	☐	☐	☐	☐	☐
3. Während der letzten 3 Monate war ich kurzatmig:	☐	☐	☐	☐	☐
4. Während der letzten 3 Monate hatte ich Anfälle von Keuchen oder Pfeifen beim Atemholen (Atemgeräusch):	☐	☐	☐	☐	☐

	Mehr als 3 Anfälle	3 Anfälle	2 Anfälle	1 Anfall	Keine Anfälle
5. Wie viele schwere oder sehr unangenehme Anfälle von Atemwegsbeschwerden hatten Sie in den vergangenen 3 Monaten:	☐	☐	☐	☐	☐

	1 Woche oder länger	3 Tage oder länger	1 oder 2 Tage	Weniger als 1 Tag	
6. Wie lange dauerte der schlimmste Anfall von Atemwegsbeschwerden? (Wenn Sie keine schweren Anfälle hatten, gehen Sie bitte weiter zu Frage 7).	☐	☐	☐	☐	

	Kein Tag war gut	1 oder 2 gute Tage	3 oder 4 gute Tage	Fast jeder Tag war gut	Jeder Tag war gut
7. Wie viele gute Tage (d h. Tage mit wenig Atemwegsbeschwerden) hatten Sie in einer durchschnittlichen Woche in den vergangenen 3 Monaten?	☐	☐	☐	☐	☐

	Nein	Ja
8. Wenn Sie pfeifend atmen oder keuchen, ist es morgens schlimmer?	☐	☐

[1] Copyright Prof. Dr. P. Jones, Division of Physiological Medicine, St. George's Hospital Medical School, London sw17 Ore, United Kingdom; Deutsche Fassung, Prof. Dr. H. Worth, Medizinische Klinik I, Klinikum Fürth, Jacob-Henle-Str. 1, 90766 Fürth.

95

	Das wichtigste Problem, das ich habe	Bereitet mir ziemlich viele Probleme	Bereitet mir ein paar Probleme	Bereitet mir keine Probleme
Abschnitt 1 *Wie würden Sie Ihr Atemleiden beschreiben? Bitte nur 1 Kästchen ankreuzen:*	☐	☐	☐	☐

	Ich habe wegen meiner Atemwegs-beschwerden ganz aufgehört zu arbeiten.	Meine Atemwegsbe-schwerden beein-trächtigen mich bei der Arbeit oder haben mich veranlaßt, meinen Beruf/meine Stelle zu wechseln.	Meine Atemwegs-beschwerden wirken sich nicht auf meine Arbeit aus.
Wenn Sie berufstätig sind oder waren, kreuzen Sie bitte eines der Kästchen an:	☐	☐	☐

Abschnitt 2 *Diese Fragen beziehen sich darauf, bei welchen Tätigkeiten Sie <u>derzeit</u> für gewöhnlich in Atemnot geraten.*
Bitte geben Sie in jeder Zeile an, was auf Sie zutrifft, indem Sie richtig oder falsch ankreuzen:

	Richtig	Falsch
Still sitzen oder ruhig liegen	☐	☐
Sich waschen oder anziehen	☐	☐
Im Haus herumgehen	☐	☐
Draußen auf ebenen Wegen gehen	☐	☐
Einen Treppenabsatz hinaufgehen	☐	☐
Bergauf gehen	☐	☐
Sport treiben	☐	☐

Abschnitt 3 *Nun folgen weitere Fragen zu Ihrem <u>derzeitigen</u> Husten und Ihrer <u>derzeitigen</u> Kurzatmigkeit. Bitte geben Sie in jeder Zeile an, was auf Sie zutrifft, indem Sie richtig oder falsch ankreuzen:*

	Richtig	Falsch
Mein Husten tut weh	☐	☐
Mein Husten macht mich müde	☐	☐
Ich gerate außer Atem, wenn ich rede	☐	☐
Mein Husten oder Atem stören meinen Schlaf	☐	☐
Ich bin schnell erschöpft	☐	☐

Abschnitt 4   *Bei diesen Fragen geht es um weitere Auswirkungen, die Ihre Atemwegsbeschwerden <u>derzeit</u> möglicherweise auf Sie haben.*
Bitte geben Sie in jeder Zeile an, was auf Sie zutrifft, indem Sie richtig oder falsch ankreuzen:

	Richtig	Falsch
Mein Husten oder mein Atmen ist mir in der Öffentlichkeit peinlich.	☐	☐
Meine Aternwegsbeschwerden sind lästig für meine Familie, meine Freunde oder Nachbarn.	☐	☐
Wenn ich keine Luft kriege, bekomme ich Angst oder gerate in Panik.	☐	☐
Ich habe das Gefühl, meine Atemwegsbeschwerden nicht im Griff zu haben.	☐	☐
Ich rechne nicht damit, daß es mit meinen Atemwegsbeschwerden besser wird.	☐	☐
Durch meine Atemwegsbeschwerden bin ich anfällig oder invalide geworden.	☐	☐
Es ist für mich riskant, mich sportlich zu betätigen.	☐	☐
Alles erscheint mir zu mühsam.	☐	☐

Abschnitt 5   *Diese Fragen betreffen Ihre Medikamente. Wenn Sie keine Medikamente einnehmen, gehen Sie bitte gleich zu Abschnitt 6 weiter.*
Bitte kreuzen Sie in jeder Zeile an, was auf Sie zutrifft, indem Sie richtig oder falsch ankreuzen:

	Richtig	Falsch
Meine Medikamente helfen mir nicht viel	☐	☐
Es ist mir peinlich, meine Medikamente in der Öffentlichkeit zu benutzen.	☐	☐
Meine Medikamente verursachen mir unangenehme Nebenwirkungen.	☐	☐
Meine Medikamente beeinträchtigen mein Leben erheblich.	☐	☐

Abschnitt 6 *Bei diesen Fragen geht es darum, wie sich Ihr <u>Atemleiden</u> möglicherweise auf Ihre Aktivitäten auswirkt.*
Bitte kreuzen Sie bei jedem Satz <u>richtig</u> an, wenn darin eine oder mehrere Feststellungen aufgrund Ihres Atemleidens auf Sie zutreffen. Sonst kreuzen Sie bitte <u>falsch</u> an:

	Richtig	Falsch
Ich brauche lange, um mich zu waschen oder anzuziehen.	☐	☐
Ich kann kein Bad bzw. keine Dusche nehmen oder ich brauche lange dazu.	☐	☐
Ich gehe langsamer als andere, oder ich halte an, um mich auszuruhen.	☐	☐
Aufgaben wie Hausarbeit dauern sehr lange, oder ich muß mich zwischendurch ausruhen.	☐	☐
Wenn ich einen Treppenabsatz hinaufgehe, muß ich langsam gehen oder zwischendurch anhalten.	☐	☐
Wenn ich mich beeile oder schnell gehe, muß ich danach anhalten oder langsamer gehen.	☐	☐
Wegen meines Atemleidens fällt es mir schwer, bergauf zu gehen, etwas die Treppen hochzutragen, leichte Gartenarbeit zu verrichten wie Unkraut jäten, zu tanzen, Bowling oder Golf zu spielen.	☐	☐
Wegen meines Atemleidens fällt es mir schwer, schwere Lasten zu tragen, den Garten umzugraben oder Schnee zu schippen, zu joggen oder schnell zu gehen (8 km/Stunde), Tennis zu spielen oder zu schwimmen.	☐	☐
Wegen meines Atemleidens fällt es mir schwer, sehr schwere körperliche Arbeit zu verrichten, zu laufen, radzufahren, schnell zu schwimmen oder anstrengenden Sport zu treiben.	☐	☐

Abschnitt 7 *Geben Sie bitte an, wie Ihre Atemwegsbeschwerden normalerweise Ihr tägliches Leben beeinflussen.*
Bitte kreuzen Sie bei jeder Frage nichtig oder falsch an (bitte denken Sie daran, daß nur auf Sie zutrifft, wenn Sie etwas aufgrund Ihrer Atemwegsbeschwerden nicht tun können):

	Richtig	Falsch
Ich kann keinen Sport treiben.	☐	☐
Ich kann nicht ausgehen, um mich zu unterhalten oder zu erholen.	☐	☐
Ich kann das Haus nicht verlassen, um einzukaufen.	☐	☐
Ich kann keine Hausarbeit verrichten.	☐	☐
Ich kann mich nicht weit von meinem Bett oder Stuhl entfernen.	☐	☐

Es folgt eine Liste von weiteren Tätigkeiten, die Sie wegen Ihrer Atemwegsbeschwerden möglicherweise nicht ausüben können. (Sie brauchen diese nicht anzukreuzen. Die Liste soll Ihnen nur helfen, sich daran zu erinnern, wie Ihre Kurzatmigkeit Sie möglicherweise einschränkt).

○ Spazierengehen oder den Hund spazierenführen

○ Etwas im Haus oder im Garten erledigen

○ Geschlechtsverkehr

○ In die Kirche gehen oder an einen Ort an dem Unterhaltung geboten wird

○ Bei schlechtem Wetter nach draußen gehen oder verrauchte Räume betreten

○ Familie oder Freunde besuchen oder mit Kindern spielen

Bitte notieren Sie, welchen anderen wichtigen Tätigkeiten Sie möglicherweise wegen Ihrer Atemwegsbeschwerden nicht nachgehen können:

_____

_____

_____

_____

Wir möchten Sie nun bitten, die Feststellung (nur eine) anzukreuzen, die am besten beschreibt, wie sich Ihre Atemwegsbeschwerden auf Sie auswirken:	Sie hindern mich nicht daran, das zu tun, was ich gerne tun möchte.	Sie hindern mich an ein oder zwei Dingen, die ich gerne tun möchte.	Sie hindern mich an den meisten Dingen, die ich gerne tun möchte.	Sie hindern mich an allem, was ich gerne tun möchte.
	☐	☐	☐	☐

Fortschritte der Psychotherapie

Kurt Hahlweg / Matthias Dose

Schizophrenie

(Fortschritte der Psychotherapie, Band 2)
1998, VIII/118 Seiten, DM 39,80 / sFr. 35,90
öS 291,– (Im Reihenabonnement DM 29,80
sFr. 26,80 / öS 218,–) • ISBN 3-8017-1001-7

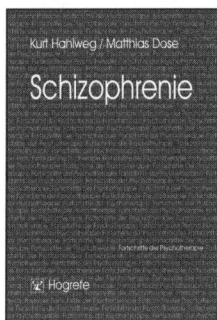

Der Band bietet aktuelle Informationen zur Behandlung schizophrener Patienten. Er liefert Therapeuten zahlreiche Hilfestellungen und Anregungen für die tägliche Praxis. Für den diagnostischen Prozeß werden Diagnosekriterien, eine Differentialdiagnose und ein praxisbezogener Interviewleitfaden beschrieben. Es folgen Hinweise zum Umgang mit Patienten in einer akuten Phase sowie zur Neuroleptikatherapie. Schließlich werden psychologische Ansätze zur Therapie und Rückfallprophylaxe bei schizophrenen Patienten dargestellt.

Silvia Schneider / Jürgen Margraf

Agoraphobie und Panikstörung

(Fortschritte der Psychotherapie, Band 3)
1998, VI/73 S., DM 39,80 / sFr. 35,90
öS 291,– (Im Reihenabonnement DM 29,80
sFr. 26,80 / öS 218,–) • ISBN 3-8017-1011-4

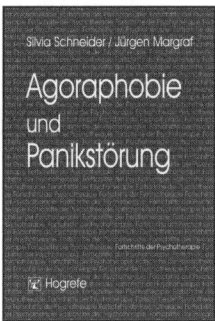

Panikstörung und Agoraphobie gehören zu den häufigsten psychischen Störungen. Im ersten Teil des Buches wird eine knappe Einführung in Symptomatik, Klassifikation, Epidemiologie und Ätiologie der beiden Störungsbilder gegeben. Der zweite Teil des Buches enthält die konkrete Anleitung zur Diagnosestellung und Behandlung. Die einzelnen Phasen der Therapie werden in einzelne Schritte aufgegliedert und anhand von Fallbeispielen veranschaulicht. Durch zahlreiche praxisrelevante Hinweise und Beispiele wird das Buch zu einer wertvollen Hilfe bei der Behandlung dieser Patientengruppe.

Winfried Rief / Wolfgang Hiller

Somatisierungsstörung und Hypochondrie

(Fortschritte der Psychotherapie, Band 1)
1998, VI/88 Seiten, DM 39,80 / sFr. 35,90
öS 291,– (Im Reihenabonnement DM 29,80
sFr. 26,80 / öS 218,–) • ISBN 3-8017-1059-9

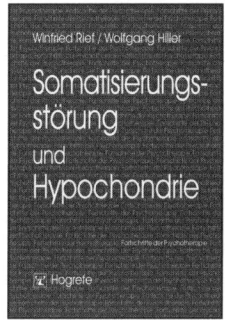

Das Buch liefert einen aktuellen Überblick über die Weiterentwicklungen der Psychotherapie im Bereich der Somatisierungsstörung und Hypochondrie. Es informiert praxisnah und handlungsorientiert über Diagnostik, Klassifikation und Entstehungsbedingungen und bietet zahlreiche Hinweise und Anregungen zum konkreten therapeutischen Vorgehen. Das Buch ist damit eine unentbehrliche Hilfe für alle Psychologen und Mediziner, die Patienten mit funktionellen körperlichen Beschwerden behandeln.

Martin Hautzinger

Depression

(Fortschritte der Psychotherapie, Band 4)
1998, VIII/86 Seiten, DM 39,80 / sFr. 35,90
öS 291,– (Im Reihenabonnement DM 29,80
sFr. 26,80 / öS 218,–) • ISBN 3-8017-1002-5

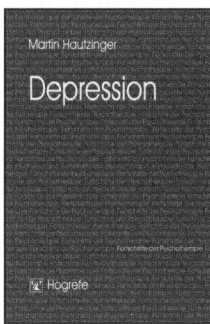

Das Praxismanual informiert über den aktuellen Kenntnisstand der Behandlung depressiver Störungen. Nach einer Darstellung des Ätiologie- und Bedingungswissens sowie der Diagnosesysteme werden praxisorientierte Empfehlungen für die psychotherapeutische Depressionsbehandlung gegeben. Dargestellt werden u.a. günstiges und ungünstiges Therapeutenverhalten, der Umgang mit Krisen, Antidepressiva-Therapie, einzelne Therapiekomponenten sowie Maßnahmen zur Rückfallprophylaxe.

 Hogrefe - Verlag für Psychologie
Rohnsweg 25, 37085 Göttingen • Tel. 0551/49609-0 • http://www.hogrefe.de

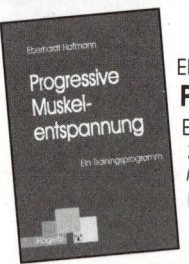
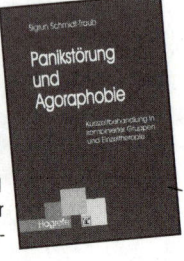